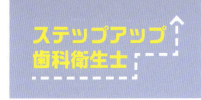

ステップアップ
歯科衛生士

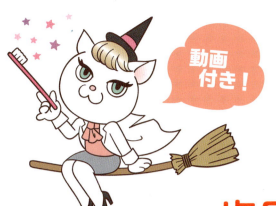

動画付き！

歯周病に挑戦！
ザ・ブラッシング

池田歯科クリニック・歯科衛生士
佐藤昌美 著

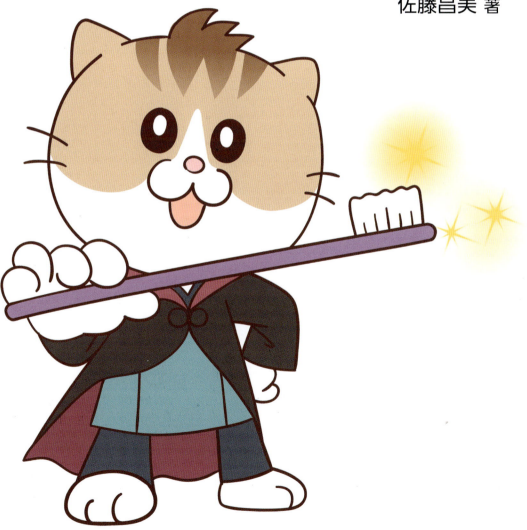

THE BRUSHING

医歯薬出版株式会社

This book was originally published in Japanese under the title of :

STEPPU-APPU SHIKAEISEISHI
SHISYŪBYOU NI CYŌSEN ZA - BURASSHINGU
(Dental Hygienists' Step-up Series
Fighting Periodontitis with Brushing)

Editor :
SATO, Masami
    Dental Hygienist

© 2018 1st ed.

ISHIYAKU PUBLISHERS, INC.
    7 - 10, Honkomagome 1 chome, Bunkyo - ku,
    Tokyo 113 - 8612, Japan

はじめに
知識と技術，工夫と熱意

「歯周病を治したい！」
そう思いながら
プラークコントロールの壁にぶつかっていませんか？
その壁は患者さん自身のセルフケアかもしれませんし，
私達のプロフェッショナルケアかもしれません．
筆者は歯科衛生士になって28年経った現在も
歯周治療のなかで迷ったり，悩んだりします．

　本書は，筆者の経験をもとにしたブラッシングに関する臨床書です．ブラッシング指導のスキルアップを目指して，歯周病についての知識と歯ブラシの使い方のコツをStepごとにまとめています．一般的な見解やエビデンスを知りたい時は，ぜひ教科書（成書）を手に取ってください．

　第1部のテーマは，"歯周病とプラークコントロール"についてです．知識と臨床は結びついています．知識を見直しながら，臨床での歯周治療の目標とブラッシングの重要性を確認しましょう．
　第2部のテーマは，"ブラッシング指導"です．テクニックを中心にして基本的なブラッシングについての考え方，代表的な方法，実際に筆者が主に用いる歯ブラシの使い方を解説します．
　第3部は，筆者の経験をみなさんと共有する"臨床編"です．歯肉のみかた，ブラッシング指導の手順，筆者が担当させていただいた5名の患者さんそれぞれの経過をまとめています．第2部で紹介したテクニックを基本にして，年齢，性格，器用さ，生活環境，病状など，個人差がある患者さんへ，ブラッシング指導をしています．さまざまな口腔内が共通のテクニックで変化する過程から，ブラッシングの効果を感じてください．

みなさんと勉強するのは，歯周病を治したいという熱意をもちながら，ちょっとブラッシング指導に悩むキャラクターです．一緒に歯周治療の知識とブラッシングの技術，臨床での工夫と患者さんへの熱意を振り返り，ステップアップに取り組みましょう．

確かな知識と技術を身につけながら，患者さん一人ひとりに対して工夫と熱意が必要なブラッシング指導には，疑問や悩み，試行錯誤がつきものです．患者さんの磨き方が変わらない，いつも同じことの繰り返しでマンネリになっている，少しスランプ気味，歯周病が治らない，そういう壁に"挑戦"して乗り越えようとする前向きなみなさんに，本書が少しでも役立てば嬉しく思います．

2018年5月

佐藤 昌美

＊本書での歯周ポケットは臨床的ポケット深さ／プロービングポケットデプス（probing pocket depth：PPD）[1]をさします．
＊本書での歯周病は，主に細菌性プラークを主要な原因とした慢性歯周炎[2]をさします．
＊本書に記載した歯ブラシの詳細は，各製造元にお問い合わせください．
＊本書に掲載している口腔内写真の側方観はミラー像です．
＊本書に掲載している資料は，本人および医療法人社団池田歯科クリニックの了承を得て掲載しています．

1) 特定非営利活動法人日本歯周病学会編：歯周病学用語集 第2版．医歯薬出版，東京，2013，81．
2) 特定非営利活動法人日本歯周病学会編：歯周治療の指針 2015．医歯薬出版，東京，2016，13-15．

本書に付属する動画コンテンツについて

本書に関連する動画を以下の方法にてインターネット上で視聴することができます．

方法 1. パソコンで視聴する

以下の URL にアクセスし，該当項目をクリックすることで動画を視聴することができます．

https://www.ishiyaku.co.jp/ebooks/422530/

【動作環境】
Windows 7 以上の Internet Explorer および Microsoft Edge 最新版
MacOS 10.9 以上の Safari 最新版

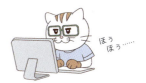

方法 2. スマートフォン・タブレットで視聴する

右の QR コードからサイトにアクセスし，該当項目をクリックすることで動画を視聴することができます．

【動作環境】
Android 5.0 以上の Chrome 最新版
iOS 9 以上の Safari 最新版
※フィーチャーフォン（ガラケー）には対応しておりません．

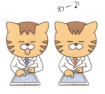

◆ 注意事項
・お客様がご負担になる通信料金について十分にご理解のうえご利用をお願いします．
・本コンテンツを無断で複製・公に上映・公衆送信（送信可能化を含む）・翻訳・翻案することは法律により禁止されています．

◆ お問い合わせ先
以下のお問い合わせフォームよりお願いいたします．
URL：https://www.ishiyaku.co.jp/ebooks/inquiry/

動画コンテンツもくじ

1. #211 を横に使い下顎前歯部を磨く方法	p.34
2. #211 を縦に使い上顎前歯部を磨く方法	p.34
3. 毛先磨きで人工プラークを落とす方法	p.34
4. systema44M を使い歯肉に機械的刺激を加えるテクニック	p.39
5. 歯肉辺縁部と歯の境界部付近を擦過するプローブの操作方法	p.47

基本的な用語を CHECK！

本書で使用する基本的な用語を確認してから読むことをおすすめします．
詳細は，成書をご参照ください．

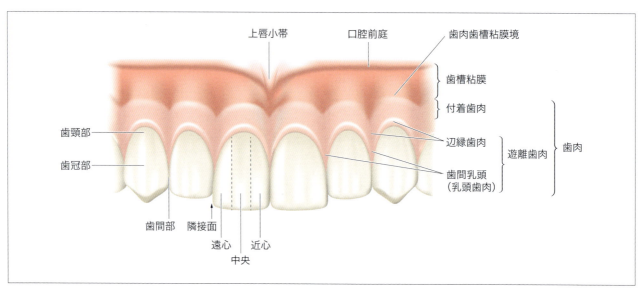

上顎前歯部

（加藤 熙：新版 最新歯周病学．医歯薬出版，2014，改変）

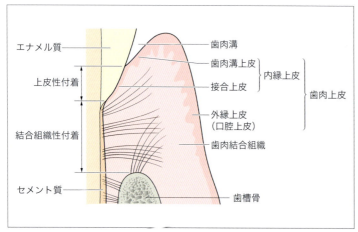

歯周組織

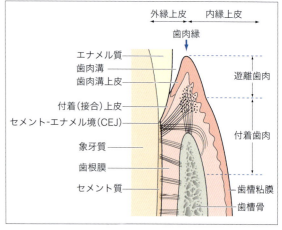

Prologue

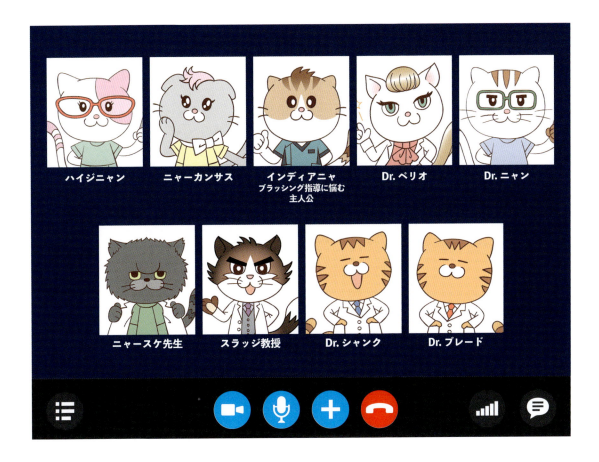

インディアニャ
ニャーカンサス姉さん！！！歯周病が治らない時どうしてる？

ニャーカンサス
そーねー，切れるスケーラーを使ってスケーリング・ルートプレーニング（以下 SRP）をするといいんじゃない？

インディアニャ
SRP はしたよ！それに Dr. ニャンは僕のスケーラーは切れるって言ってた．

ニャーカンサス
じゃあ，一緒にハイジニャンに相談する？

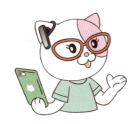
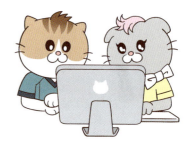

インディアニャ&ニャーカンサスが会話に参加しました
ハイジニャンが会話に参加しました

インディアニャ
ハイジニャン,歯周病が治らない時は何をしたらいいですか？

ハイジニャン
インディ,そういう時私はプラークコントロールをチェックするわ．

インディアニャ
プロフェッショナルケアはしています！
SRP だけじゃなくて PMTC (専門的機械的歯面清掃) も！

ハイジニャン
プラークコントロールには私たちがするプロフェッショナルケアも含まれるけど，中心になるのは患者さん自身でする毎日のセルフケアよ．

インディアニャ
セルフケアは…実はいい時ばかりじゃありません．

ハイジニャン
なかでもブラッシングは特に大切ね．患者さんの口腔内は清潔になっている？　ブラッシングでプラークは取れているかしら？

インディアニャ
それが，いつも同じ所にプラークがついてて，歯肉から出血するし… そういう部位は歯周ポケットが深いままで…

ハイジニャン
モチベーションはどう？患者さんからやる気を感じる？

インディアニャ
もちろんです！
歯周病を治したいと言って，患者さんは歯間ブラシも使ってます！

ハイジニャン
だとすると,それは歯ブラシの使い方を見直したほうがいいわね．

インディアニャ
歯ブラシの使い方？それってブラッシングの方法ですか？

ハイジニャン
患者さんが歯ブラシを上手に使っているかっていうことよ．上手くプラークを取り除くには，歯ブラシの選び方とか，持ち方とか，動かし方とかいろいろコツがあってね…

Dr. ペリオ と Dr. ニャン＆ニャースケ先生が会話に参加しました

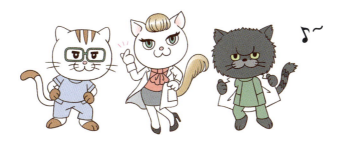

Dr. ペリオ
お待ちなさい．その前に歯周治療でのブラッシングの大切さを理解しましょう．

ニャースケ先生
歯周病を治すには，マズ，歯周病と治療についての知識が必要デス．

Dr. ペリオ
あなた達が治したいと思っている歯周病とはどういう病気？

ニャーカンサス
えーと，口腔内に起こる疾患で，プラーク，あ，歯垢ね，が原因で歯肉が腫れて出血したり，ポケットが深くなって，進行すると歯槽骨が吸収して…．

インディアニャ
姉さん，歯周病の原因はデンタルバイオフィルム[1]っていうんじゃないの？

ニャースケ先生
どっちも間違ってはいまセンが，それは臨床的な病態，病気の様子デス．

Dr. ペリオ
歯周病は歯周疾患とも呼ばれててよ[2]．

Dr. ニャン
主なものには歯肉病変と歯周炎があって，ほかに壊死性歯周疾患，歯周組織の潰瘍，歯周‐歯肉病変，歯肉退縮，咬合性外傷が含まれているよ[3]．

ニャースケ先生
歯周炎は慢性歯周炎，侵襲性歯周炎，遺伝疾患に伴う歯周炎に分類されていマス[3]．

Dr. ニャン
インディが担当するのは慢性歯周炎（以下歯周炎）の患者さんだったね．

スラッジ教授，Dr. シャンク & Dr. ブレードが会話に参加しました

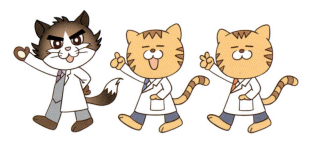

 スラッジ教授
では歯周炎について勉強しよう．歯周炎は歯肉の炎症が根尖方向に進み歯周組織に広がり，歯と歯肉の結合が破壊されて，アタッチメントロスや歯槽骨吸収を生じた疾患だよ[4]．歯肉炎と違うのは、上皮性付着および結合組織性付着が破壊されることだね[5]．

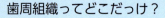 ニャーカンサス
歯周組織ってどこだっけ？

（→p.vi参照） Dr. ブレード
歯肉と歯根膜，セメント質，歯槽骨です[6]．

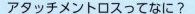 ニャーカンサス
アタッチメントロスってなに？

 スラッジ教授
歯肉の歯面への付着が炎症などにより失われて，歯肉溝底またはポケット底の位置が根尖方向に移動することだよ[7]．歯周組織の喪失を意味するね．

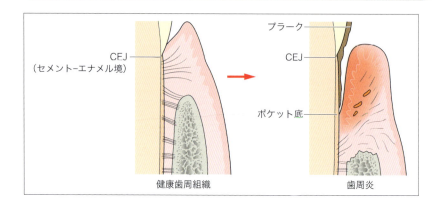

Dr. シャンク
アタッチメントロスは"付着の喪失"ともいわれます[7].

ニャーカンサス
えーと，付着ってなに？

Dr. ブレード
歯肉と歯との付着には，接合上皮が歯面に付着する上皮性付着，結合組織線維がセメント質中に埋入されて付着している線維性付着（結合組織性付着）があります[8].

（→ p.vi 参照）

Dr. シャンク
臨床的にはアタッチメントレベルを測定することで，付着がどの程度失われたかを見極めます[9].

ニャーカンサス
んー，アタッチメントレベルってなに？

Dr. ブレード
アタッチメントレベルは"付着レベル"，"付着の位置"ともいわれます[7].

スラッジ教授
一般的にはセメント-エナメル境（以下 CEJ）を基準点にして，歯周プローブ（以下プローブ）でCEJから臨床的歯肉溝・歯周ポケット底部までを測定した距離が，臨床的アタッチメントレベル（以下アタッチメントレベル）だよ[7) 10) 11)].

Dr. シャンク
アタッチメントレベルによって臨床的ポケット底の位置を表すことができます[7]. そこが歯肉が歯に付着する位置（高さ）です[11].

Dr. ブレード
一般的に炎症を生じさせて歯肉と歯との付着を失わせる主な原因はプラークなので，プラークコントロールが歯周治療の基礎になります.

インディアニャ
その中心になるのがブラッシングなどのセルフケアなんですね？

Dr. ペリオ
グレイトよ，インディ.

ニャーカンサス
じゃあ，プラークコントロールをして歯周炎が治るってどういうこと？

スラッジ教授
いい質問だね，ミスニャーカンサス.

ニャーカンサス
まあね．

スラッジ教授
治るというのは病変が治癒すること[12]，歯周組織が臨床的に回復した状態を表すね．治癒の基準は，歯肉の炎症がなくなる，ポケットの深さが3mm以下になる，プロービング時の出血がなくなる，歯の動揺が生理的範囲になるなどがあげられるよ[13)14]．

インディアニャ
治療をしても歯周ポケットがまだ深かったり，歯の動揺があったりしませんか？

スラッジ教授
歯周組織のほとんどの部分が健康を回復して，一部分に4mm以上の歯周ポケットや根分岐部病変，歯の動揺が残っていたとしても，その部位がプロービング時の出血がないなど病変が活動性でない時は，病状が安定していると考えるんだよ[14)15]．

ニャーカンサス
歯周炎が治ったら歯周組織は元に戻るの？

Dr. ペリオ
アタッチメントロスが生じた歯周組織を元の健康な状態にまで回復するのは，完全にはまだ難しいわね[12)16]．

(→p.5参照)
スラッジ教授
目標はアタッチメントロスの進行を止めて，歯肉が歯に付着する位置を変えないようにアタッチメントレベルを維持することや[17)18]，できるだけアタッチメントゲイン[7]が認められる状態になることだよ．

ニャーカンサス
アタッチメントゲインってなに？

ニャースケ先生
"付着の獲得"ともいわれて，アタッチメントロスが生じた歯根面のポケット底部の位置が歯冠側へ移動することデス[7]．アタッチメントゲインが認められた場合は，歯肉と歯根面の付着が生じたと考えマス[10]．

ニャーカンサス
治療をして治癒や病状安定になったら，その状態を長く維持することも大事よね？

スラッジ教授
そのとおり，ミスニャーカンサス．炎症のコントロールをして歯周炎の再発を防ぎ，長期に口腔内の健康を保つことが，患者さんのQOLを高めるために大きく役立つだろうね．

Dr. ペリオ
炎症症状を改善して歯周組織を治癒に導くには，プラークコントロールが必要不可欠．そしてその基本は患者さんが生活の中で行うブラッシングなのよ．ブラッシングの大切さがおわかりになって？

インディアニャ
了解です！

Dr. ペリオ
あたくし達は，患者さんが歯ブラシを上手に使って，口腔内からプラークを取り除くことを，専門的な立場から支援しなくてはならないの．歯周炎を治すために一緒にブラッシングについて勉強しましょう．

ニャーカンサス＆インディアニャ
はーい！

参考文献

1) Esther M.Wilkins：遠藤圭子，中垣晴男，西真紀子，眞木吉信，松井恭平，山根 瞳，若林則幸（監訳）：ウィルキンス歯科衛生士の臨床 原著第11版．医歯薬出版，東京，2015，259-269．
2) 特定非営利活動法人日本歯周病学会編：歯周治療の指針2015．医歯薬出版，東京，2016，8．
3) 特定非営利活動法人日本歯周病学会編：歯周治療の指針2015．医歯薬出版，東京，2016，9-11．
4) 特定非営利活動法人日本歯周病学会編：歯周病学用語集 第2版．医歯薬出版，東京，2013，39．
5) 沼部幸博，齋藤 淳，梅田 誠編：歯科衛生士講座 歯周病学 第3版．末永書店，京都，2016，19．
6) 特定非営利活動法人日本歯周病学会編：歯周病学用語集 第2版．医歯薬出版，東京，2013，40．
7) 特定非営利活動法人日本歯周病学会編：歯周病学用語集 第2版．医歯薬出版，東京，2013，2．
8) 沼部幸博，齋藤 淳，梅田 誠編：歯科衛生士講座 歯周病学 第3版．末永書店，京都，2016，13-14．
9) 沼部幸博，齋藤 淳，梅田 誠編：歯科衛生士講座 歯周病学 第3版．末永書店，京都，2016，55．
10) 沼部幸博，齋藤 淳，梅田 誠編：歯科衛生士講座 歯周病学 第3版．末永書店，京都，2016，88．
11) 加藤 熈：新版 最新歯周病学．医歯薬出版，東京，2014，87-88．
12) 野口俊英，林潤一郎：慢性疾患としての歯周病へのアプローチ―患者さんの生涯にわたるQOLに貢献するために．医歯薬出版，東京，2014，2-5．
13) 特定非営利活動法人日本歯周病学会編：歯周病学用語集 第2版．医歯薬出版，東京，2013，64．
14) 沼部幸博：歯周病学サイドリーダー 第3版．学建書院，東京，2008，66-67．
15) 特定非営利活動法人日本歯周病学会編：歯周病学用語集 第2版．医歯薬出版，東京，2013，74．
16) Herbert F.Wolf, Edith M.Rateitschak, Klaus H.Rateitschak：日本臨床歯周病学会（翻訳・監修）：ラタイチャークアトラス歯周病学 第3版．末永書店，京都，2008，204．
17) 池田雅彦：New Concept 治りやすい歯周病と治りにくい歯周病―診断・治療・経過．ヒョーロン・パブリッシャーズ，東京，2001，14-16．
18) 池田雅彦，佐藤昌美，鯉原康子：成功する歯周病治療―歯科衛生士何する？どうする？ 医歯薬出版，東京，2003，1-3．

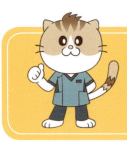

歯周病に挑戦！ ザ・ブラッシング
CONTENTS

Prologue

第1部　歯周病を治す基礎知識

- **Chapter 1**　歯周病を治すプラークコントロール …… 2
- **Chapter 2**　歯肉縁上のプラークコントロール …… 6
- **Chapter 3**　ブラッシング …… 10

第2部　ブラッシング指導のスキル

- **Chapter 1**　ブラッシング指導 …… 20
- **Chapter 2**　ブラッシングテクニック指導 …… 26
- **Chapter 3**　プラークを取り除くテクニック …… 30
- **Chapter 4**　歯肉に機械的刺激を加えるテクニック …… 38

第3部　ブラッシング指導にチャレンジ

- **Chapter 1**　ブラッシング指導の心得 …… 44
- **Chapter 2**　歯肉の炎症のみかた …… 46
- **Chapter 3**　ブラッシング指導の手順とポイント …… 50
- **Chapter 4**　症例 …… 54
  - 1　慢性歯周炎 …… 54
  - 2　著しい歯肉腫脹を伴う慢性歯周炎 …… 56
  - 3　歯肉の増殖を伴う慢性歯周炎 …… 58
  - 4　侵襲性歯周炎 …… 60
  - 5　根分岐部病変を有する慢性歯周炎 …… 62

本書で使用した器材
Epilogue

Design／solo　　Illustration／ヨシザキアサコ，青木出版工房

第1部
歯周病を治す基礎知識

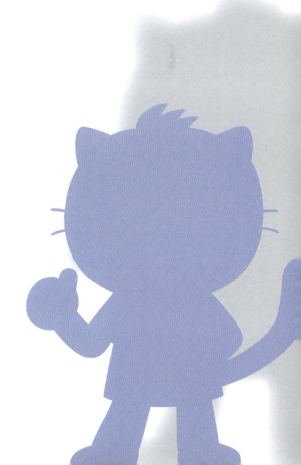

Chapter 1

歯周病を治すプラークコントロール

Step 1 歯周病の分類

歯周病は歯周疾患ともよばれ，歯周組織（歯肉，セメント質，歯根膜，歯槽骨，図 1-1）に起こるすべての疾患をさします（歯髄疾患の結果で起こる根尖性歯周炎，口内炎のような粘膜疾患，歯周組織を破壊する悪性腫瘍などは含みません）[1]．

歯周病は，デンタルプラーク（以下プラーク，図 1-2：近年，プラークはバイオフィルムとしてとらえられています[2]）中の細菌などが主な原因となって生じる炎症性疾患で，大きく歯肉病変と歯周炎に分けられます[1]．そのほかにも非プラーク性歯肉病変，歯肉増殖，壊死性歯周疾患，歯周組織の膿瘍，歯周‐歯肉病変，歯肉退縮および咬合性外傷が含まれるので[3]，詳細は，日本歯周病学会編『歯周治療の指針 2015』（医歯薬出版）を参照してください．

Step 2 本書でとりあげる歯周病

本書で主にとりあげる歯周病は，プラーク性歯肉炎（以下歯肉炎）とプラークが主な原因である慢性歯周炎（以下歯周炎）です．

Step 3 歯肉炎について（図 1-3）

歯肉炎の主な原因は細菌性プラーク（以下プラーク）です．プラークは付着する部位の歯肉に炎症を生じさせます[4]．臨床的には歯肉が発赤，腫脹して，出血しやすくなり，歯肉に炎症が生じるとともに歯肉溝が深くなり，歯肉ポケットが形成されます[5]．歯肉ポケットは病的な歯肉溝です[6]．

歯肉炎は，アタッチメントロス（付着の喪失）や歯槽骨の吸収，歯根膜の破壊を伴いません．歯面と歯肉のアタッチメント（付着）は保たれています[7]．アタッチメントロスが生じていないため，歯肉炎にみられる歯肉ポケット（仮性ポケット）は，炎症などによって歯肉が腫脹，あるいは肥大して深くなっています[8]．

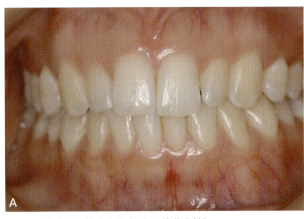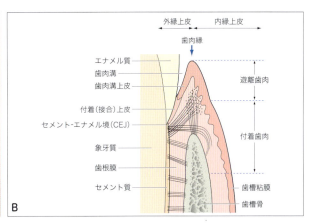

図 1-1 臨床的に健康な歯肉（20 歳代女性）
A：口腔内写真
B：歯周組織の模式図

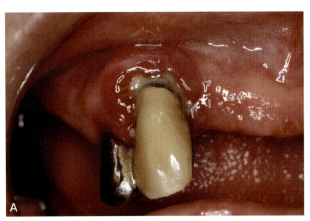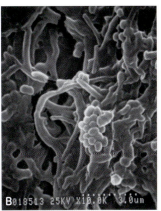

図 1-2 プラーク
A：歯頸部と歯間部に付着しているプラーク
B：プラークの電子顕微鏡写真（1990 年，筆者撮影）

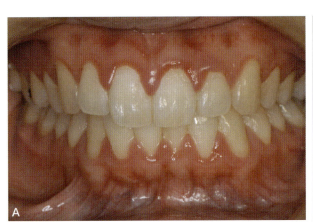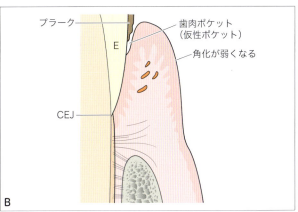

図 1-3 歯肉炎（20 歳代，男性）
A：歯肉炎．プラークの付着と歯肉の炎症がみられる．
B：歯肉炎の歯周組織の模式図（加藤 熙：新版 最新歯周病学．医歯薬出版，2014，改変）

Step 4　歯周炎について（図1-4）

　歯周炎は，歯肉に生じた炎症が，歯根膜や歯槽骨などの深部歯周組織に及んだ疾患です．歯肉炎と異なり，アタッチメントロスや歯槽骨の吸収を伴います[9]．また，歯肉炎から軽度歯周炎，中等度歯周炎，重度歯周炎へと進行します〔歯周病の成り立ちや進行についての詳細は『新版 最新歯周病学』（医歯薬出版）を参照してください〕[9)10]．

　歯周炎では，歯肉の歯面への付着が炎症などにより失われてポケット底の位置が根尖方向に移動し，歯周ポケット（真性ポケット）が形成されます[11]．

Step 5　歯周治療とプラークコントロール

　歯周病（本書では歯肉炎と歯周炎をさします）の主な原因はプラークと考えられています．歯周病を治すには，口腔内からプラークを取り除くことが最も大切です〔*プラークは細菌とその産生物で形成され，歯と歯肉，修復物や補綴装置などに付着します．バイオフィルムとしてのプラークについては『ウィルキンス歯科衛生士の臨床 第11版』（医歯薬出版）を参照してください〕．

　「プラークコントロール」は，プラークをできるだけ除去し，再付着を防止して口腔内を清潔に保つことをさし[12)13]，歯肉縁上のプラークコントロールと歯肉縁下のプラークコントロールに分けられています[14]．

Step 6　歯周病を治すプラークコントロール

　歯周治療では，歯肉炎や歯周炎が生じた歯周組織が健康な状態になることを目指して，プラークコントロールを行います．

　歯肉炎は，歯肉に炎症が留まりアタッチメントロスがないため，プラークコントロールによって改善し，元の健康な状態に「治る」と考えられています[15]．しかし歯周炎の場合は，炎症が歯根膜，歯槽骨，セメント質に広がり，アタッチメントロスが生じています（図1-5）．アタッチメントロスが生じた歯周組織を元の状態と同じように回復させるのは，現状では難しいとされているため[15)16]，

・まずアタッチメントロスの進行を止めること
・その状態のアタッチメントレベル（付着の位置，AL）を長期に維持して，再発を防ぐこと
・できるだけポケット底の位置が歯冠側へ移動するアタッチメントゲイン（付着の獲得）[17]が生じること

を目標にしてプラークコントロールに取り組みましょう．

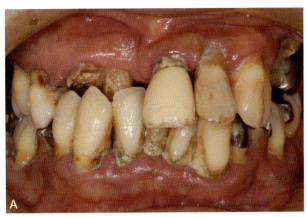
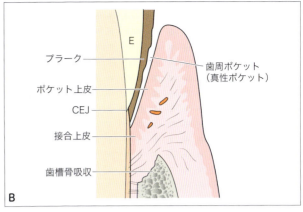

図1-4 歯周炎（40歳代男性）
A：歯周炎．歯肉の炎症と歯石の沈着がみられる．
B：歯周炎の歯周組織の模式図．

（加藤 熙：新版 最新歯周病学．医歯薬出版，2014．改変）

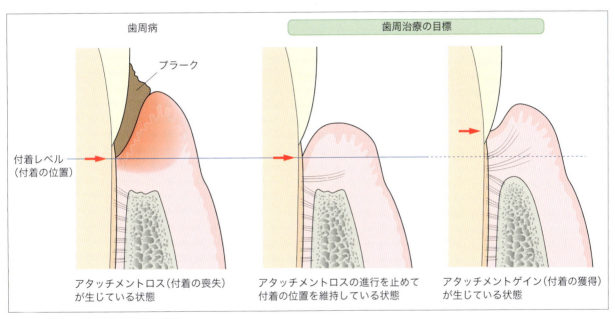

図1-5 臨床における歯周治療の目標
（池田雅彦：New Concept 治りやすい歯周病と治りにくい歯周病—診断・治療・経過．ヒョーロン・パブリッシャーズ，2001．改変）

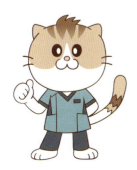
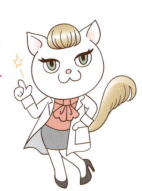

プラークコントロールは「歯周病が治る」ということを理解して，取り組まなくてはいけなくてよ．（→ Prologue 参照）

了解です！

Chapter 2

歯肉縁上のプラークコントロール

Step 1　プラークコントロールの方法

　プラークコントロールは，歯肉縁上のプラークコントロールと歯肉縁下のプラークコントロールに分けられ，一般的には歯肉縁上プラークコントロールをさします[13]（図1-6）．

　プラークコントロールの方法には，機械的（物理的）方法と化学的方法があり（また，自然的な方法もあります），歯肉縁上のプラークコントロール（以下プラークコントロール）の中心になるのは，主にプラークの除去を目的としている機械的方法です[18]（表1-1，1-2）．

Step 2　機械的（物理的）方法の種類

　プラークコントロールの機械的方法には，歯ブラシを使う各種ブラッシング法と補助的清掃用具（歯間ブラシやデンタルフロスなど）を使用してプラークを除去する方法があります[18]．患者さん自身が行うブラッシングはセルフケアに含まれ[14][19]，歯周病を治す最も重要な治療であり，歯周治療におけるプラークコントロールの主体となります．

Step 3　患者さん自身が行うセルフケア

　機械的プラークコントロールは，患者さん自身が行う口腔衛生管理であるセルフケア[20]と，セルフケアでプラークを除去しにくい部位に対して私達専門家が行うプロフェッショナルケアに分けられます（そのほかに自浄作用によるプラークコントロール[21]もあります）[22][23]．

　歯周治療は，口腔内から毎日プラークを取り除くプラークコントロールを基盤としているので，本書では患者さん自身が行うセルフケア（ホームケア）[23]を重視し，その中心になるブラッシングをとりあげます[19]．

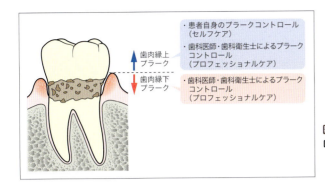

図1-6 歯肉縁上および歯肉縁下のプラークコントロールの方法
(全国歯科衛生士教育協議会監修：最新歯科衛生士教本 歯周病学 第2版. 医歯薬出版, 2015. 改変)

表1-1 プラークコントロールの種類

	セルフケア	プロフェッショナルケア
機械的（物理的）コントロール法	・ブラッシング ・フロッシング ・歯間ブラシ	・スケーリング ・ルートプレーニング ・PMTC ・PTC
化学的コントロール法	・洗口剤の使用 ・薬用歯磨剤の使用	・抗菌薬の投与 ・酸化剤の応用
自然的コントロール法	・繊維性食品の摂取	・栄養, 食事指導

(財団法人ライオン歯科衛生研究所編：新しい健康科学への架け橋 歯周病と全身の健康を考える. 医歯薬出版, 2004.)

表1-2 プラークコントロールの方法

歯肉縁上のプラークコントロールの方法

【セルフケア】
・ブラッシング
・フロッシング
・補助的清掃用具の使用
・薬用歯磨剤・洗口剤の使用
・甘味飲食品の過剰摂取の制限, 繊維性食品の摂取, 食生活への配慮　など

【プロフェッショナルケア】
・歯科保健指導
・栄養, 食事指導
・PTC（professional tooth cleaning）
・PMTC（professional mechanical tooth cleaning）
・PCTC（professional chemical tooth cleaning）
・スケーリング
・薬剤の投与　など

歯肉縁下のプラークコントロールの方法

【プロフェッショナルケア】
・イリゲーション
・PMTC（professional mechanical tooth cleaning）
・スケーリング
・ルートプレーニング　など

(財団法人ライオン歯科衛生研究所編：新しい健康科学への架け橋 歯周病と全身の健康を考える. 医歯薬出版, 2004. 改変)

プラークをバイオフィルムと捉えると，PMTC（プロフェッショナルメカニカルトゥースクリーニング，professional mechanical tooth cleaning）[24]）をしてバイオフィルムを除去する必要はないですか？

PMTCってプロフェッショナルケアよね．

いろいろな意見はあるけど，毎日のセルフケアをおそろかにしたプラークコントロールで歯周病を治すのは，臨床的に難しくてよ．歯周治療の目標はどういうことだったかしら？

まずはアタッチメントロスの進行を止めて，再発しないように治療の効果を長く維持することです！

とてもグレイト．では，ニャースケ先生に，プラークコントロールの重要性を示す Dr. ニーマンらの "Periodontal surgery in plaque-infected dentitions.[25]" という論文を紹介してもらいましょう（p.15 参照）．

1977 年に，不十分なプラークコントロールが原因で，歯周外科手術後の患者さんにアタッチメントロスが生じた臨床的研究が報告されまシタ．

対象になった 25 名の患者さんは 5 群に分けられました．最初の診査後に，患者さん全員は口腔衛生指導を含む術前治療を受けました．この口腔衛生指導は 1 回のみ行われました．

次にそれぞれの患者群に対して，5 つの異なる術式を用いた外科手術が行われました．治療終了後の 6 カ月，12 カ月および 24 カ月後に患者さんをリコールして，口腔衛生状態と歯周組織の状態が評価されました．

1 回の口腔衛生指導で，患者さんの口腔衛生習慣は一時的に改善しました．しかし，外科手術をした部位にプラークが再付着した結果，さらに深刻なアタッチメントロスを伴い歯周病が再発しました．5 つの異なる術式で外科手術をしても，プラークに感染した状態では再発防止ができなかったという報告です．

Dr. リンデらはこの研究から，歯周治療において「よい予後を得るための最も重要な要素は，患者自身による正しいプラークコントロールである」と述べていマス[26]．

患者さんが使っている清掃用具で,術者磨きをしたらどうなの?

それは狭い意味でのPTC(プロフェッショナルトゥースクリーニング,professional tooth cleaning)[27]で,やはりプロフェッショナルケアになるわね.

PTCは専門家によるプラークコントロールで,歯ブラシや補助的清掃用具を使って歯面を清掃する術者磨きが含まれます[27].

PMTCは一般的にフッ化物入りペーストと専用の器具などの歯科医療器具を用いて,機械的にすべての歯面からプラークを取り除くことをさします[24) 28)].

僕は患者さんにプラークが取れた爽快感を感じてもらえるように,術者磨きやPMTCを中心にしたプラークコントロールをしていました.

プロフェッショナルケアは,確かに一時的に歯面のプラークの量を減少させるでショウ.でも,口腔内には常に微生物が存在しマス[2) 27)].
インディくんは,365日毎日,同じ患者さんのPMTCをできマスか?

それは難しくなくて,インディ?

はい,難しいと思います…プロフェッショナルケアは,毎日のセルフケアを支援するプラークコントロールの方法なんですね.

そのとおりよ.口腔内からプラークを取り除くことの大部分は,日常的に患者さんに委ねられてるの,それは一生続くのを忘れてはいけないわ.

歯肉縁上のプラークコントロールは,患者さんがセルフケアの大切さを知って,しなくてはいけないのね!

患者さんとあたくし達が,セルフケアの位置づけをお互い理解して,ブラッシングに取り組むこと,それが歯周病を治すためにとても重要なの.おわかりになって?

了解です!

Chapter 3

ブラッシング

Step 1　患者さんが行う歯肉縁上のプラークコントロール

プラークコントロールの対象になるのは，歯肉縁上と歯肉縁下のプラークです（p.4 参照）．歯肉縁上プラークのコントロールは，患者さん自身が行うセルフケアが基本になります．私達専門家は，主に歯肉縁下のプラークコントロール受けもちます．〔詳細は『歯周病の検査・診断・治療計画の指針 2008』（医歯薬出版）を参照してください[29) 30)]〕．

一般的にセルフケアの中心になるのは，手用歯ブラシ（以下歯ブラシ）を使ったブラッシング（主に歯ブラシを用いて）プラークの除去を行う歯口清掃法[31)]です．

Step 2　セルフケアに用いる歯ブラシ

歯ブラシは，歯面に付着しているプラークなどを機械的に取り除く口腔清掃用具（以下清掃用具）です[32)]．セルフケアに用いる清掃用具は，ほかに電動歯ブラシ，歯間ブラシ，デンタルフロス，その他の補助的清掃用具などがありますが[33)]，本書では割愛します．

歯ブラシは，把柄部（ハンドル），頸部（シャンク），頭部（ヘッド）で構成されます[34) 35)]（図 1-7）．

作業部分の頭部は，"刷毛"と刷毛が植立されている"台"からなります．台には"刷毛の束（毛束）"が植え込まれていて，毛束の断端を"刷掃面"，刷毛の先端を"つま先（トウ）"，後端を"かかと（ヒール）"と呼びます[35)]．また，刷毛には"毛先"と"脇腹"があります[36)]（図 1-8）．

歯ブラシは，刷毛を歯面や歯肉に当てて，適度な圧を加えながら頭部を左右や上下，ときには回転させて動かして使います．

歯ブラシを選ぶ時は，

①プラークを除去しやすいこと　②口腔内で操作しやすいこと
③把柄部が握りやすいこと　　　④口腔組織を傷つけないこと

など[37)]の機能性と一緒に，毎日清潔に保管しやすいことや，患者さん自身が購入しやすいことを考慮しましょう．

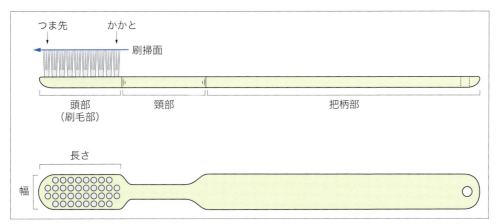

図 1-7 歯ブラシ
把柄部：歯ブラシを持つ部分
頸　部：把柄部と頭部をつなぐ部分
頭　部：作業部分

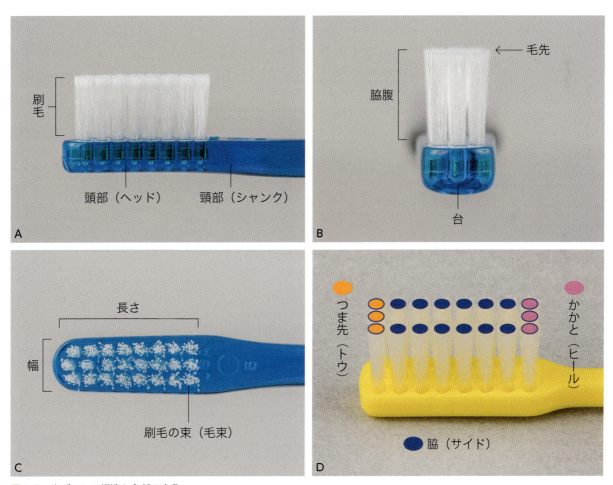

図 1-8 歯ブラシの構造と各部の名称

Step 3　歯ブラシを使ったブラッシング

　歯ブラシを使ったブラッシング方法は，大きく毛先を使う方法と毛束の脇腹（横腹）を使う方法に分けられます[38)][39)][40)]（表1-3）．歯周治療におけるブラッシングは，プラークやその他の付着物を，歯面から除去するために行い[41)]，あわせて歯肉に適度な機械的刺激を加えることで，血流の循環を改善したり，歯肉上皮の角化を促したりする場合もあります[19)][42)]．

　プラークを除去する場合，歯ブラシは歯面のすみずみに毛先を当てることを重視して使います．さらに歯肉へ機械的刺激を加える時は，歯ブラシの毛先や毛束，脇腹などを辺縁歯肉や歯間乳頭，付着歯肉，ときには粘膜に軽く触れるようにしてブラッシングをしましょう．

歯ブラシで歯面のプラークを取り除くのはわかりますが，歯肉に刺激を加えるってどういうことですか？

歯肉に適度な圧を加えながらブラッシングをするのよ．一般的には歯肉マッサージ[38)][39)][42)]とも言われるかしら．

ちなみに，歯肉は筋肉ではないので「マッサージ」という言葉を使うのは適切ではないという意見もありマス[43)]．

どういう効果があるの？

効果についてはいろいろな見解があってよ．

確かDr.グリックマンは，"歯肉マッサージによって歯肉の血液循環や組織代謝は改善されるが，歯肉の健康に対する有益性は証明されていない[44)]"と述べていたね．

サルの歯肉炎に対するブラッシングの効果を調べたDr.小森ら[45)]は，プラーク除去と歯肉マッサージの役割を比較していマス．研究では，歯肉マッサージの効果で，臨床的に歯肉の緊張度，歯肉ポケットの深さが改善し，組織学的に炎症の改善，上皮の角化が良好になることが観察されまシタ．歯肉炎に対する治療効果を最大限に発揮したのは，プラーク除去と歯肉マッサージを併用したブラッシングだったそうデス．

臨床では，片山先生[46)]がプラークを除去するのと同時に歯肉に為害性のない程度の擦過（さっか）刺激を与えるブラッシングで，歯周組織の生理代謝が促進した症例を報告しているかな．

表 1-3 主なブラッシング法

種類	特徴
歯ブラシの毛先を使う方法 ー 横磨き	・比較的簡単なテクニック. ・毛先を歯面に垂直に当て，水平（近遠心）方向に歯ブラシを動かす.
縦磨き	・比較的簡単なテクニック. ・隣接面を磨きやすい. ・毛先を歯面に垂直に当て，上下（垂直）方向に歯ブラシを動かす.
バス法	・やや難しいテクニック. ・毛先を歯軸に対して45°に当て歯肉溝中に入れて水平方向に振動させる.
フォーンズ法	・簡単なテクニック. ・切端咬合の状態で，毛先を歯面に垂直に当て，大きく円を描くように歯ブラシを動かす. ・舌口蓋側は横磨きを行う.
スクラッビング法	・やや簡単なテクニック. ・歯ブラシの毛先を唇頬側では歯面に垂直に当て，舌口蓋側では歯軸に対して約45°に当て，毛先を水平方向に小刻みに動かす.
1歯ごとの垂直法	・やや難しいテクニック. ・1歯ごとの縦磨き法ともよばれる. ・歯ブラシを1歯ごとに歯軸方向に当て，上下方向に小さめに動かす.
歯ブラシの脇腹を使う方法 ー チャーターズ法	・難しいテクニック. ・毛先を歯冠方向に向け脇腹を歯面に当てる．軽く圧迫しながら根尖方向に歯ブラシを動かして，毛先が歯間部に入り，歯肉辺縁に接したところで加圧振動させる.
ローリング法	・一般的なテクニック. ・毛先を根尖方向に向け脇腹を歯と歯肉に押し当てる．歯肉がわずかに白くなる程度に加圧してから歯ブラシを歯冠方向へ回転させる.
スティルマン法	・難しいテクニック. ・毛先を根尖方向に向け，脇腹を歯肉に当てる．歯ブラシを歯肉に押し当てながら歯冠方向に少し回転させて，毛先が歯頸部に届いたら圧迫・振動を加える.
スティルマン改良法	・難しいテクニック. ・改良法はスティルマン法の後，さらに歯ブラシを歯冠側へ回転させて歯面を磨く.
ゴットリーブの垂直法	・難しいテクニック. ・歯間空隙が大きい場合に適している. ・毛先を歯軸に垂直に向けて歯間部に挿入して，歯ブラシを上下方向に小さく動かし振動させる.

（泉福英信編：デンタルスタッフの口腔衛生学・歯科衛生統計．医歯薬出版，2018．改変）

擦過？ 歯ブラシで歯肉をこするのって痛くないの？？

 歯肉に機械的刺激を加える時は，歯肉を丁寧に観察して，軟組織を傷つけないように慎重に歯ブラシを選んで，上手に患者さんへテクニックを伝えなくてはいけなくてよ．大切なのはプラークの除去．歯肉マッサージはその次のステップと考えましょう．

 僕にできるかな…

 あたくし達の役割は，患者さんがブラッシングの達人になるために専門的なサポートをすることよ．そのために必要なのは何かしら？

 歯周病が治るブラッシング指導ができるように，僕自身が歯ブラシの形や毛質などを理解して，効果的な使い方を身につけなくてはいけないです．

 とてもグレイト！プラークコントロールの専門家として，絶えず努力をしましょうね．

 はーい！

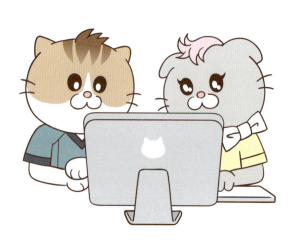

論文：Periodontal surgery in plaque-infected dentitions.[25]

Nyman S, Lindhe J, Rosling B:Periodontal surgery in plaque-infected dentitions. *J Clin Periodontol*, **4**(4):240-249, 1977.

A clinical trial was performed to study the result of periodontal treatment following different modes of periodontal surgery in patients not recalled for maintenance care.

The material consisted of 25 patients distributed into 5 groups. Following an initial examination, all patients underwent presurgical treatment including case presentation and instruction in oral hygiene measures.

This instruction was given once.

The various patient groups were then subjected to one of the following surgical procedures:
1) the apically repositioned flap operation including elimination of bony defects
2) the apically repositioned flap operation including curettage of bony defects but without removal of bone
3) the"Widman flap"technique including elimination of bony defects
4) the"Widman flap"technique including curettage of bony defects but without removal of bone
5) gingivectomy including curettage of bony defects but without removal of bone.

Six, 12 and 24 months after completion of the treatment, the patients were recalled for assessment of their oral hygiene standard and periodontal conditions.

The results showed that case presentation and oral hygiene instruction given once, only temporarily improved the patient's oral hygiene habits.

Renewed accumulation of plaque in the operated areas resulted in recurrence of periodontal disease including a significant further loss of attachment.

All five different techniques for surgical pocket elimination were equally ineffective in preventing recurrence of destructive periodontitis.

（※ Abstractを原文のまま記載しています）

参考文献

1) 特定非営利活動法人日本歯周病学会編：歯周治療の指針 2015．医歯薬出版，東京，2016，8．
2) 財団法人ライオン歯科衛生研究所編：新しい健康科学への架け橋 歯周病と全身の健康を考える．医歯薬出版，東京，2004，38-46．
3) 特定非営利活動法人日本歯周病学会編：歯周病の診断と治療の指針 2007．医歯薬出版，東京，2007，2-5．
4) 加藤 熈：新版 最新歯周病学．医歯薬出版，東京，2014，20．
5) 特定非営利活動法人日本歯周病学会編：歯周治療の指針 2015．医歯薬出版，東京，2016，12-13．
6) Esther M. Wilkins：遠藤圭子，中垣晴男，西真紀子，眞木吉信，松井恭平，山根 瞳，若林則幸（監訳）：ウィルキンス歯科衛生士の臨床 原著第11版．医歯薬出版，東京，2015，227．
7) 沼部幸博：歯周病学サイドリーダー 第3版．学建書院，東京，2008，29．
8) 特定非営利活動法人日本歯周病学会編：歯周病学用語集 第2版．医歯薬出版，東京，2013，49．
9) 特定非営利活動法人日本歯周病学会編：歯周治療の指針 2015．医歯薬出版，東京，2016，26-28．
10) 特定非営利活動法人日本歯周病学会編：歯周病の検査・診断・治療計画の指針 2008．医歯薬出版，東京，2008，6-7．
11) 沼部幸博，齋藤 淳，梅田 誠編：歯科衛生士講座 歯周病学 第3版．末永書店，京都，2016，50．
12) 沼部幸博，齋藤 淳，梅田 誠編：歯科衛生士講座 歯周病学 第3版．末永書店，京都，2016，111．
13) 特定非営利活動法人日本歯周病学会編：歯周病学用語集 第2版．医歯薬出版，東京，2013，77．
14) 財団法人ライオン歯科衛生研究所編：新しい健康科学への架け橋 歯周病と全身の健康を考える．医歯薬出版，東京，2004，259．
15) 野口俊英，林潤一郎：慢性疾患としての歯周病へのアプローチ—患者さんの生涯にわたるQOLに貢献するために．医歯薬出版，東京，2014，2-5．
16) Herbert F. Wolf, Edith M. Rateitschak. klaus H. Rateitschak：日本臨床歯周病学会（翻訳・監修）：ラタイチャークアトラス歯周病学 第3版．永末書店．京都，2008，204-205．
17) 特定非営利活動法人日本歯周病学会編：歯周病学用語集 第2版．医歯薬出版，東京，2013，2．
18) 沼部幸博，齋藤 淳，梅田 誠編：歯科衛生士講座 歯周病学 第3版．末永書店，京都，2016，112．
19) 全国歯科衛生士教育協議会監修：最新歯科衛生士教本 歯周病学 第2版．医歯薬出版，東京，2015，146-147．
20) 特定非営利活動法人日本歯周病学会編：歯周病学用語集 第2版．医歯薬出版，東京，2013，58．
21) 米満正美，小林清吾，宮﨑秀夫，川口陽子編：新予防歯科学 第3版上巻．医歯薬出版，東京，2003，55．
22) 特定非営利活動法人日本歯周病学会編：歯周治療の指針 2015．医歯薬出版，東京，2016，37．
23) 財団法人ライオン歯科衛生研究所編：新しい健康科学への架け橋 歯周病と全身の健康を考える．医歯薬出版，東京，2004，255-256．
24) 特定非営利活動法人日本歯周病学会編：歯周病学用語集 第2版．医歯薬出版，東京，2013，81．
25) Nyman S, Lindhe J, Rosling B：Periodontal surgery in plaque-infected dentitions. *J Clin Periodontol.*；**4**（4）：240-249，1977．
26) Lindhe J：岡本 浩（監訳）：第2版 Lindhe 臨床歯周病学．医歯薬出版，東京，1992，354-355．
27) 財団法人ライオン歯科衛生研究所編：新しい健康科学への架け橋 歯周病と全身の健康を考える．医歯薬出版，東京，2004，282-284．
28) 米満正美，小林清吾，宮﨑秀夫，川口陽子編：新予防歯科学 第3版上巻．医歯薬出版，東京，2003，54．

29) 特定非営利活動法人日本歯周病学会編：歯周病の検査・診断・治療計画の指針2008．医歯薬出版，東京，2008，17-21．
30) 全国歯科衛生士教育協議会監修：最新歯科衛生士教本 歯周病学 第2版．医歯薬出版，東京，2015，55，77-78．
31) 米満正美，小林清吾，宮﨑秀夫，川口陽子編：新予防歯科学 第3版上巻．医歯薬出版，東京，2003，44．
32) 大谷宏明監修：新歯ブラシ事典．学建書院，東京，1997，1．
33) Esther M. Wilkins：遠藤圭子，中垣晴男，西真紀子，眞木吉信，松井恭平，山根 瞳，若林則幸（監訳）：ウィルキンス歯科衛生士の臨床 原著第11版．医歯薬出版，東京，2015，361-383．
34) 大谷宏明監修：新歯ブラシ事典．学建書院，東京，1997，33-34．
35) Esther M. Wilkins：遠藤圭子，中垣晴男，西真紀子，眞木吉信，松井恭平，山根 瞳，若林則幸（監訳）：ウィルキンス歯科衛生士の臨床 原著第11版．医歯薬出版，東京，2015，351-352，371-383．
36) 特定非営利活動法人日本歯周病学会編：歯周病学用語集 第2版．医歯薬出版，東京，2013，78．
37) 大谷宏明監修：新歯ブラシ事典．学建書院，東京，1997，19．
38) 加藤 熈：新版 最新歯周病学．医歯薬出版，東京，2014，117-120．
39) 全国歯科衛生士教育協議会監修：最新歯科衛生士教本 歯科予防処置論・歯科保健指導論．医歯薬出版，東京，2011，214-219．
40) 泉福英信編：デンタルスタッフの口腔衛生学・歯科衛生統計．医歯薬出版，東京，2018，162-163．
41) 沼部幸博，齋藤 淳，梅田 誠編：歯科衛生士講座 歯周病学 第3版．末永書店，京都，2016，113．
42) 小野 巖，日本歯科衛生士会，石川 純：でんたるおくじりありーシリーズ 歯ブラシの使い方指導の手びき．医歯薬出版，東京，1975，21，122-124，140，166-170．
43) 関野 愉：歯周基本治療に活かせる！あなたが知らないペリオの"キホン"②ブラッシングのキホン．デンタルハイジーン，38（2）：192，2018．
44) Glickman I：木下四郎，森田 武（監訳）：グリックマン臨床歯周病学．医学書院，1976，467．
45) 小森英世，姫野 宏，加藤 熈，石川 純：サルの歯肉炎に対するブラッシング効果について―歯肉マッサージとプラーク除去の比較．日歯周誌，20：246-259，1978．
46) 片山恒夫：歯周病治療としてのブラッシングの効用，片山恒夫写真集編集委員会，開業歯科医の想いⅡ―片山恒夫セミナー・スライド写真集―．豊歯会刊行部，豊中市，1997，63．

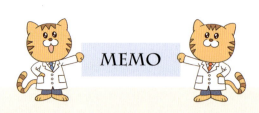

第2部
ブラッシング指導のスキル

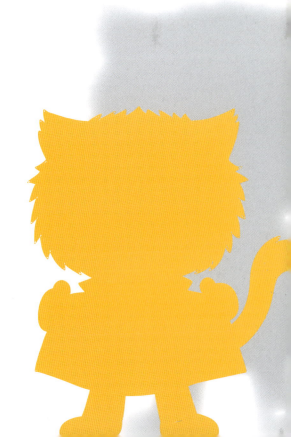

Chapter 1

ブラッシング指導

Step 1　歯周治療におけるブラッシング指導

　歯周病を治すには，主な病因であるプラークを除去しなくてはいけません．ブラッシングは多くの患者さんが習慣として行っていますが，歯周治療では，歯周病を治したり，治療の効果を維持して健康を増進するため，また，歯周病予防のために，プラークを口腔内から取り除きます．

　第一部で確認したように，歯肉縁上プラークを除去する役割の大部分を占めるのは患者さんです．私達は「ブラッシング指導」[1]とよばれる口腔清掃指導[2]を行い，歯周治療全体（治療開始からメインテナンスあるいはサポーティブペリオドンタルセラピー＜以下 SPT＞まで）を通じて，患者さんのセルフケアの習慣化に取り組み，良好な口腔衛生状態を維持すること[3]を目指します（図 2-1，2）．

Step 2　治療のためのブラッシング：モチベーション

　歯周治療におけるブラッシングは，歯周病を治す治療方法の 1 つです．患者さんがこれまでよりも丁寧に歯ブラシを使って，時間をかけて歯面と歯肉の表面からプラークを取り除くには，モチベーション（動機づけ）[4]が必要です．ブラッシング指導におけるモチベーションは，患者さんがブラッシングの重要性を認識して，日々実行することを意味します[2]．「歯周病を治すには毎日のブラッシングが大切です」と伝えるだけではなく，それぞれの患者さんが自分の"健康の価値"に目を向ける働きかけをモチベーションに取り入れて，患者さんの中に「健康のためにブラッシングをしよう」という前向きな意欲を育みましょう．

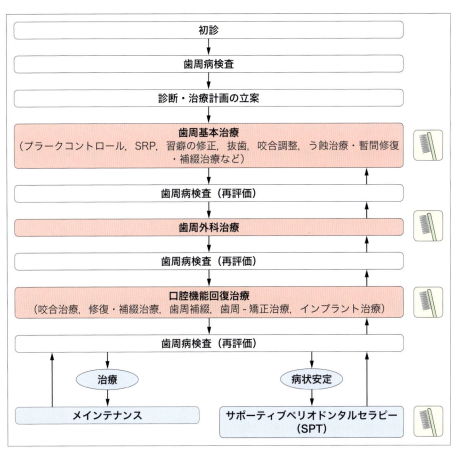

図 2-1 歯周治療の流れとブラッシング指導に関連する時期
(沼部幸博, 貴島佐和子, 土屋和子編著:歯周病を治す SRP できる歯科衛生士のスキルと知識. デンタルハイジーン別冊, 2014. 改変)

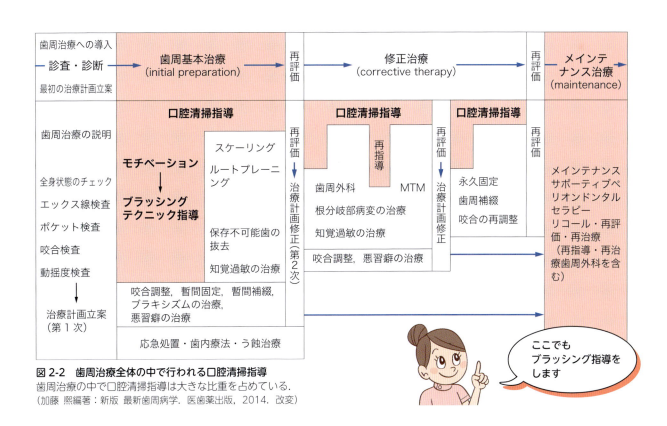

図 2-2 歯周治療全体の中で行われる口腔清掃指導
歯周治療の中で口腔清掃指導は大きな比重を占めている.
(加藤 熙編著:新版 最新歯周病学. 医歯薬出版, 2014. 改変)

Step 3　モチベーションの方法：患者さんの健康観

　私達は治療を通して，歯周病を患う患者さんに関わります．モチベーションの方法はいろいろありますが，いつも患者さんの「健康に対する気持ち」，「健康観：健康の考え方」[5]を踏まえて取り組むことが大切です．

　健康観は，健康に関する主観的な指標で，個人の価値観によって異なると考えられています[6]．人々の健康観を調査した研究[5]では，健康は「病気でない状態」，「健康的な生活ができること」，「元気なこと」，「心身ともに健やかなこと」，「健康を意識しないこと」，「身体が丈夫で元気がよく調子がよいこと」，「長生きできること」，「前向きに生きられること」などの表現で捉えられています．

　また，人種や文化を超えて健康観は共通性があるとされていて，日本の世論調査でも，人々が毎日の生活の中で健康を大切だと考えていることが示されました[7]．

　私達はブラッシング指導で「歯を磨く」[8]ことを中心にして，患者さんに関わりがちです．しかし，大切なのは健康を大切に思う患者さんの気持ちを汲みとり，それぞれの"健康を求める心"に向き合うことです．歯周病を通して患者さんの健康に対する気持ちや希望を伺い，その考え方を知ってこそ，一人ひとりに寄り添うモチベーションができるようになると筆者は考えています．

Step 4　健康観を知るスキル：カウンセリングの技法

1　患者さんの健康観を知るスキル

　患者さんの健康観を知るには，相手をよく観るスキルが必要です．健康観は健康に関わる行動に影響を与えています[6]．口腔内の様子とあわせて，患者さんのそのときの表情や態度，しぐさなどを細やかに観察しましょう．

　また，患者さんが話す"ことば"にも注目します．患者さんが話される主訴，来院したきっかけ，歯周病についての捉え方，これまでの治療経過，治療への要望や将来の希望などには，患者さんご自身の健康についての考えが含まれています．主訴を中心にしたやりとりに，カウンセリングの技法を取り入れて，患者さんの健康観を汲みとりましょう．筆者は主に，「開かれた質問」，「傾聴」，「共感的理解」，「反映」を使います[9]（詳しくは P.25 をご参照ください）．

＊カウンセリングについては多くの考え方と方法があるので，既刊の専門書を参照してください．

ブラッシング指導は，口腔から全身の健康に目を向けて，自分がどうありたいか，そのためには何をするかなどを，患者さんと私達が一緒に考える時間でもあります．病状や歯周病の原因を説明したり，セルフケアの大切さやブラッシングの方法などをお伝えするだけではなく，ときに患者さんが日常感じたり漠然と考えていることを，ご自身の"ことば"で話しやすいようにするスキルも必要です．

　大切なのは患者さんをよく知ることです．できるだけカウンセリングの技法を使いながら，お互いのことばを"聴く耳"と相手の心を汲みとれる関係を培いましょう．

＊患者さんへの理解を重視する臨床的なモチベーションについては，丸森賢二，今村嘉男共著『ブラッシング指導』（医歯薬出版），丸森賢二監修『健康な歯肉とブラッシング2 ブラッシング指導教本』（医歯薬出版），橘田康子ほか著『6日間で極める！磨ける・伝わるブラッシング指導』（クインテッセンス出版）等の書籍を参照してください．

モチベーションの中でカウンセリングをするんですか？

丁寧に口腔内の様子を説明しながら，ブラッシングのテクニック指導をするのはだめなの？

ダメではなくて，説明や指導のほかにもモチベーションの幅を広げるスキルがあることを学びましょう．来院される患者さんは，多分あたくし達に，「訴えたい」，「わかってほしい」と思うことを"ことば"にしてお話しされるはず．そこに注目するためにハイジニャンはどうされていて？

ブラッシング指導をしていると，たくさんのことを患者さんに伝えたくなりますが，できるだけこちらのペースで進めないようにしています．
心がけるのは患者さんのお話を聴いて，その方がお話しているときは，なるべく遮らず話し続けていただくことです．途中で相づちはしますが，患者さんが話し終わってからお返事をするようにします．

口腔内の悪い部分を患者さんと一緒に確認しながら，歯周病について正しく説明して，治療の大切さをわかりやすく伝えるのが僕らの役目じゃないんですか？

自分のペースでブラッシング指導をしてしまうとね，どんなに丁寧に説明をして熱心に指導をしても，患者さんに伝わらないときがあるのよ．

そういえば，一生懸命何回もブラッシング指導をしても，患者さんのセルフケアがあまり変わらないなってことあるなー．

 私の経験上だけど，そういうときって，たぶん，患者さんも私達もお互いの"ことば"をよく聞けていないと思うの．

 大切なのはあたくし達が患者さんの"ことば"に耳を傾けて，そこに映し出された"健康を求める気持ち"を理解しようとすることよ．

 患者さんが"自分の健康を求める気持ち"に目を向けるお手伝いができるように，カウンセリングの技法をモチベーションで使ってみましょう．

 僕にできるかな…

 練習したらできるわよ！

 そうね，最初は難しくても，あきらめないでトレーニングを積み重ねましょう．ほかにも患者さんを理解したり，コミュニケーションをしたりするスキルも必要だけど，それは別の機会にね．

 ブラッシング指導は，患者さんがあたくし達と一緒に，ご自分の健康観に向き合う時間でもあるのよ．大事なのは健康を大切だと思う"患者さんの気持ち"を信じて，前向きにモチベーションに取り組むこと．おわかりになった？

 了解です！

2 カウンセリングの技法について

筆者がブラッシング指導の中で，主に用いるカウンセリングの技法について少し解説します．カウンセリングの理論と実践については，既刊の書籍をご覧ください．

1）開かれた質問

患者さんが自由に答えることのできる質問法です．自分の問題や考え方を，患者さん自身のことばで話していただくための質問の仕方です[10]．

2）傾聴

患者さんの"ことば"によく耳を傾けることです[10), 11)]．

3）共感的理解

傾聴した"ことば"を患者さんのそのときの気持ちのままに理解することをいいマス[11)]．

開かれた質問で傾聴した"ことば"を，患者さんの気持ちのままに理解できたら，次に共感を伝えましょう．共感の表し方には"オウム返し"や"反映"があるわ．

4）反映

共感を伝える場面で，患者さんの気持ちを同じ意味合いの"ことば"に言い換えて返す技法デス[10)]．

医療に関わる僕らの共感は，患者さんに前向きな変化をもたらすと考えられているよ[12) 13) 14)]．詳しくは専門書を読むといいね．

　はーい．

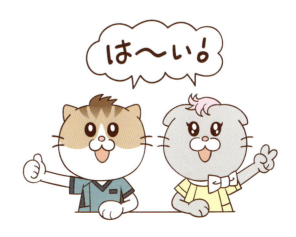

Chapter 2

ブラッシングテクニック指導

Step 1　ブラッシングの方法

　ブラッシング指導をする際は，モチベーションとあわせて，患者さんが日々の生活の中で実践できるブラッシングの方法を提案することが大切です．毎日のブラッシングの成果で，歯肉からの出血や腫れ，ときには歯の動揺などの症状が改善されて，患者さんがブラッシングの効果を実感する体験をモチベーションへとつなげます．

　口腔内の様子や訴える症状，炎症の程度，歯ブラシを使う器用さなどはさまざまですが，まずは歯を摩耗させたり，歯肉を傷つけたりしない方法で歯面からプラークを落としましょう．また，必要に応じて歯肉に適度な機械的刺激[15) 16) 17)]を加える方法を取り入れます．

　炎症で損なわれた健康を取り戻すには，手用歯ブラシ（以下歯ブラシ）の使い方を工夫する必要があります．歯面や歯肉に当てるのは，歯ブラシの毛先や脇腹（p.10 参照）です．この際，痛みを感じないようにブラッシングをすることが大切です．

　歯ブラシだけでブラッシングをするんですか，デンタルフロス（以下フロス）は？

　一緒に歯間ブラシを使わないの？

　歯ブラシを使って，磨ききれない部分があれば，歯間ブラシやフロスを使いましょう．補助的清掃用具をおすすめするのは，患者さんが歯ブラシの使い方に慣れてからでも遅くないと思うわ．

　了解です！

＊本書では補助的清掃用具，歯磨剤，洗口剤などについては割愛するため，詳しくは既刊のプラークコントロールに関する書籍を参照してください．

Step 2 歯ブラシの選択

歯ブラシは，プラークを除去しやすいことと使いやすさ，あわせて衛生的で管理しやすく，購入しやすいことなどを考えて選択しましょう．

＊詳細については，『新歯ブラシ辞典』（学建書院）『ウィルキンス歯科衛生士の臨床 原著第 11 版 - 第 27 章 歯科疾患の管理：歯ブラシとブラッシング』（医歯薬出版）などをご覧ください．

筆者は患者さんの磨き方と口腔内の様子をみながら，
- 握りやすく動かしやすい把柄部
- 口腔内に届かせやすい頸部と頭部の形態
- 歯や歯肉，口腔粘膜を傷つけない毛質

をポイントにして歯ブラシを選びます．

主に筆者がおすすめするのは，サンスター株式会社製 BUTLER#211（以下 #211）とライオン株式会社製 DENT.EX systema44M（以下 systema44M）です．#211 で歯や歯肉に付着したプラークを除去し，治療効果を高めたいときに systema44M を併用して歯肉に機械的刺激を加えます．
（＊systema44M は #211 をある程度使いこなせる患者さんにおすすめする歯ブラシです）

磨き方をみるポイント
- 今，どのような歯ブラシを使っているか
- 患者さんの好みの毛のかたさ
- 磨く時間の長さ
- フロスや歯間ブラシを使用しているか
  など

口腔内をみるポイント
- 歯列と残存歯の位置
- 修復物や補綴装置の形態
- プラークが付着している部位と付着の量
- う蝕や歯肉の炎症の程度
  など

1 #211（図 2-3）

把持部：一般的に握りやすく丈夫な基本型[18]．

頸　部：直線で臼歯部に比較的届かせやすい形態．

頭　部：刷毛部を横から見ると直線平切り型[19]．

刷掃面：平らで毛先を歯面に対して垂直（90°）に当てやすい．

毛の材質：ナイロン．毛先がテーパード加工されていて，つま先とかかとを使って隣接面のプラークを落としやすい．

毛のかたさ[19]：ふつう．脇腹を使ったブラッシングにも使えるかたさ．

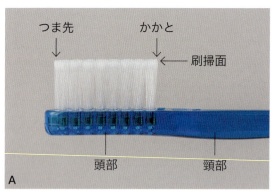 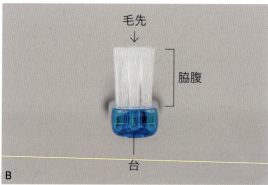

図 2-3　BUTLER#211 の刷毛部
A：横から見た刷毛部，B：頭頂から見た刷毛部

2 systema44M（図 2-4）

把持部：手にフィットする厚みと幅な基本型．

頸　部：細くやや長めな直線で，臼歯部に届かせやすい形態．

頭　部：刷毛部を横から見ると #211 よりも毛丈[19]が長く，脇腹を使いやすい．

毛の材質：飽和ポリエステル樹脂．細くしなやかなスーパーテーパード毛で歯間空隙に毛束を挿入しやすい．

毛のかたさ：ふつう．歯面に沿わせて使えるかたさ．

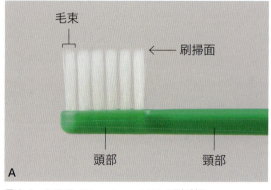 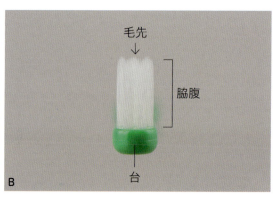

図 2-4　DENT. EX systema44M の刷毛部
A：横から見た刷毛部，B：頭頂から見た刷毛部

Step 3　歯ブラシの持ち方

　歯ブラシは一般的に利き手で持つのが望ましく，基本的にパームグリップ（掌握状，図2-5）とペングリップ（執筆状，図2-6）の把持法に分けられます[20]．

　パームグリップは，利き手の第1指をやや頸部寄りに当てて，残りの指と手掌で把柄部を軽く握る持ち方です．ペングリップは，筆記具を持つ要領で利き手の3本の指で歯ブラシの柄を持ちます[20]．

　どちらの方法でも，歯ブラシの柄の中央部付近を持つと，ブラッシング圧[21]をコントロールしながら比較的安定して動かせます．患者さんの手技や磨く部位にあわせて，持ち替えたり，把持する位置を調整して，歯ブラシを口腔内で細かく動かすようにしましょう（図2-7）．

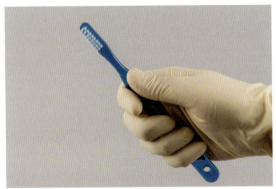

図2-5　パームグリップ（掌握状）

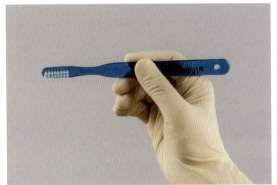

図2-6　ペングリップ（執筆状）

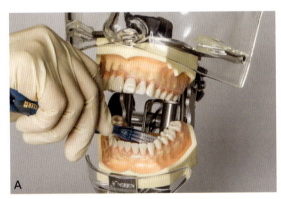

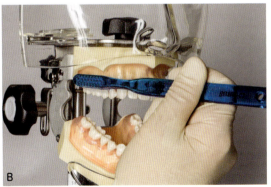

図2-7　歯ブラシの持ち方の例
A：パームグリップ，B：ペングリップ

Chapter 3

プラークを取り除くテクニック

Step 1　基本の歯ブラシの当て方

　本書の基本になるのは，プラークやその他の付着物を歯面から除去する磨き方です．歯のすみずみに歯ブラシの毛先を届かせることを意識して，刷毛のつま先やかかと，側面の毛先（脇：サイド）[22]を使いブラッシングをします．

　筆者が提案するのは，毛先を歯面に対して垂直（90°）に当てて，適度な圧を加えながら歯面に沿わせて動かす「毛先磨き[23]」です（図2-8）．磨く歯の位置と患者さんの手技に応じて，歯ブラシを縦や横，ときには斜めにして毛先を使ってプラークを取り除きましょう．

1 主に毛先を使うテクニック（図2-9）

　歯面には凹凸や彎曲した部分があるので，それぞれの面に毛先をできるだけ垂直に当てましょう．患者さんが日々実践できるように，これまで行っていた歯ブラシの持ち方や動かし方を大きく変更せず，歯面に対して毛先が垂直に近づくような当て方を確認します．刷毛部が直線平切り型であれば，歯面に対して毛先が垂直に当たると，プラークを除去しやすくなります．歯冠中央部（以下，中央）[24]のような，丸みが少ない平らな面の当て方から始めて，徐々に隣接面に毛先を沿わせるテクニックを練習しましょう．

2 毛先と脇腹を同時に使うテクニック（図2-10）

　おおよそ歯面に毛先を垂直に当てられる場合は，歯頸部と歯肉辺縁部[25]に毛先を届かせる当て方を確認します．

　歯ブラシの頭部をやや歯冠方向に向けて，毛先を歯面に当てながら，脇腹を軽く歯肉縁[26]に触れるように位置づけます．歯肉を傷つけないようにブラッシング圧のかけ方に気をつけましょう．

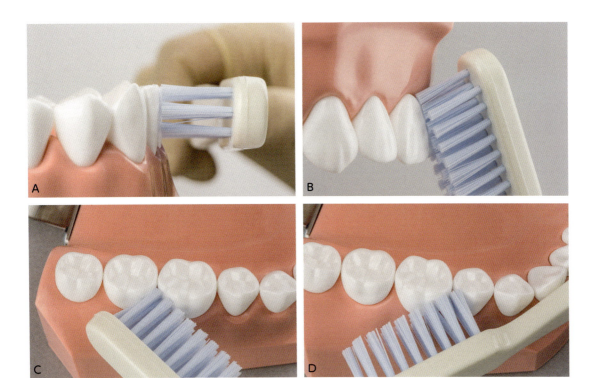

図 2-8　毛先磨きの一例（2 倍模型）
A：歯ブラシを横に使う．
B：歯ブラシを縦に使う．
C：歯ブラシのつま先付近を使う．
D：歯ブラシのかかと付近を使う．

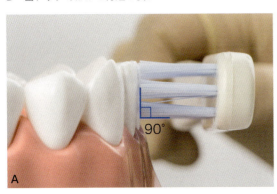

図 2-9　主に毛先を使うテクニックの一例（2 倍模型）
A：歯面に対して毛先をできるだけ垂直に当てる．
B：隣接面に毛先をできるだけ沿わせる．

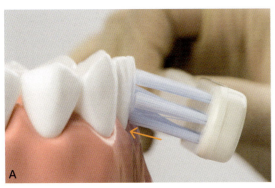
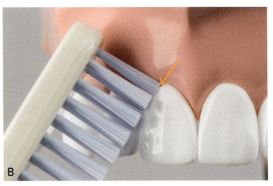

図 2-10　毛先と脇腹を同時に使うテクニックの一例（2 倍模型）
A：上顎歯冠方向に毛先を向けて，脇腹をやや歯肉縁に触れるように当てる．
B：下顎歯冠方向に毛先を向けて，歯ブラシの頭頂が歯肉縁に触れるように当てる．

Step 2　基本の歯ブラシの使い方

　プラークは，歯ブラシの毛先に適度なブラッシング圧（目安は毛先が曲がらない程度）を加えて，歯面に沿わせて動かしながら取り除きます．

　歯ブラシは，水平（近遠心）や上下（垂直）方向の往復運動を組み合わせて動かします．毛先を歯間部に届かせようとして押しつけ気味にすると，歯頸部のプラークが落ちなかったり，歯肉を傷つけたりするので注意しましょう．

1 歯面の中央と隣接面の磨き方

1）歯面の中央（図2-11）

ポイント
- 刷掃面の毛先を，歯面の中央付近に対して垂直に当てる．
- その角度を保ちながら，2～3歯程度の幅で頭部を水平方向に動かす．
- 歯ブラシを動かすときは，歯面から毛先が離れないように心がける．
- 毛先を当てた歯面のプラークが落ちてから，次の部位を磨く．

2）隣接面（図2-12，13）

ポイント
- 隣接面へは歯ブラシのつま先か，かかとの毛先を届かせる．
- 毛先を隣接面に沿わせて，歯ブラシを上下または水平方向に動かす．
- 毛先を当てた歯面のプラークが落ちてから，次の部位を磨く．

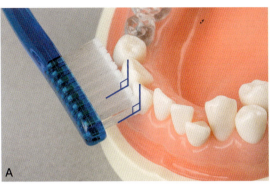
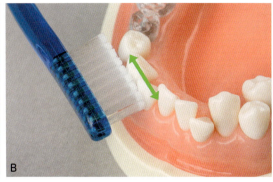

図 2-11　歯面の中央の磨き方の一例（下顎前歯部唇側）
A：毛先の当て方．歯面に対して毛先をできるだけ垂直にする．
B：頭部の動かし方．2 歯程度の幅で水平方向に動かす．

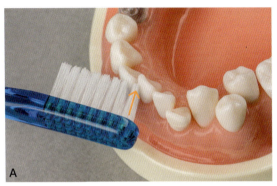
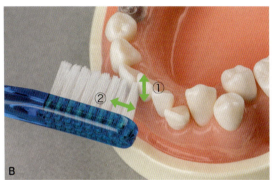

図 2-12　隣接面の磨き方の一例（下顎前歯部唇側）
A：毛先の当て方．歯ブラシのつま先を届かせる．
B：頭部の動かし方．①上下方向，②水平方向

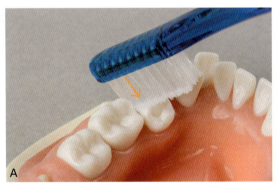
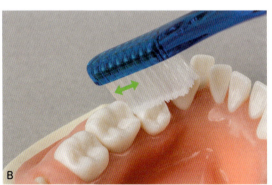

図 2-13　隣接面の磨き方の一例（下顎小臼歯部頰側）
A：毛束を歯間部に通して，毛先を隣接面に当てる．
B：毛先が歯面から離れないように，歯の大きさにあわせて動かす．

2 歯頸部と歯肉辺縁部[25)]の磨き方（図 2-14）

> **ポイント**
> - 頭部を歯冠方向に向ける．
> - 脇（サイド）の毛先を，歯頸部寄りに垂直に当てる．
> - 脇腹が軽く歯肉縁に触れるように位置づける．
> - その角度を保ちながら，1〜2歯程度の幅で歯ブラシを水平方向に動かす．
>   歯ブラシを動かすときは，毛先が広がらないように心がける．
> - 脇の毛先で歯頸部を磨きながら，脇腹で歯肉辺縁部を軽く擦る．

 歯ブラシはどうやって動かしたらいいですか？

 では歯ブラシを横に使った下顎前歯部の磨き方をお見せするわ．QRコードをスキャンしてくださる？

 スマートフォンやタブレットのカメラで，QRコードを読み取って動画にアクセスしてくだサイ．

 歯ブラシを縦にするときはどうしよう…

 このQRコードで，歯ブラシを縦に使った上顎前歯の磨き方が見れてよ．

 PCを使うなら，
https://www.ishiyaku.co.jp/ebooks/422530/player.aspx?vid=01&qr=t
https://www.ishiyaku.co.jp/ebooks/422530/player.aspx?vid=02&qr=t
にアクセスしマス．通信料がかかるのを忘れないでくだサイ．

 それぞれの歯ブラシの使い方をつなげて，人工プラークを落とす毛先磨きを見たいときは，こちらのQRコードを使ってちょうだい．

 PCを使うなら，
https://www.ishiyaku.co.jp/ebooks/422530/player.aspx?vid=03&qr=t
にアクセスしマス．

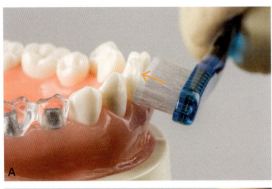
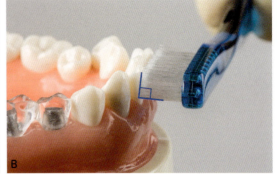
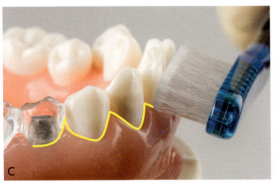
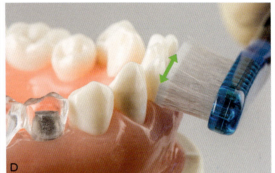

図 2-14　歯頸部と歯肉縁の磨き方の一例（下顎前歯部唇側）
A：歯ブラシの頭部を歯冠方向に向ける．
B：歯ブラシの脇の毛先を歯頸部寄りに垂直に当てる．
C：脇腹が軽く歯肉縁に触れるように位置づける．
D：脇の毛先で歯頸部を磨きながら，脇腹で歯肉辺縁部を擦る．

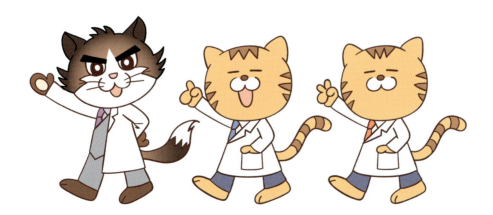

歯間空隙がある歯間部はどうやって磨くの？

歯ブラシのつま先か，かかとの毛先を使って，ゴッドリーブの垂直法（p.13参照）のように磨いてみましょう．毛束を歯間部に通して隣接面に沿わせるのがコツよ．隙間の大きさにあわせて，毛先を磨く面に向けましょう．ストローク（歯ブラシを動かす距離）[27]は歯の大きさにあわせて，毛先が離れないようにして歯ブラシを上下か左右に動かしてね．

はーい．

どれくらい磨けばいいか，基準はありますか？

患者さんはそれぞれに差があるから，1日に磨く時間や回数を一律にするのは現実的ではなくてよ．

残存歯の数や歯周病の進行具合，患者さんの磨き方によってブラッシングにかかる時間は変わりマス．

大切なのは，まんべんなく歯ブラシを届かせて，口腔内に清潔を保つことです．そのために歯ブラシを当てる順序を確認するのもよいですね（図2-15）．

磨き残しがないように，1日のうちで無理なく丁寧にブラッシングを行うといいでしょう．歯周炎が重症であれば，ブラッシング時間を長めにすることも大切です[28]．

了解です！

＊詳細については，『セルフケアの定着を目指して 景山歯科医院のブラッシング指導―33症例から導き出す臨床のポイント』（ヒョーロン・パブリッシャーズ），『ウィルキンス歯科衛生士の臨床 原著第11版 - 第27章歯科疾患の管理：歯ブラシとブラッシング』（医歯薬出版）などをご覧ください．

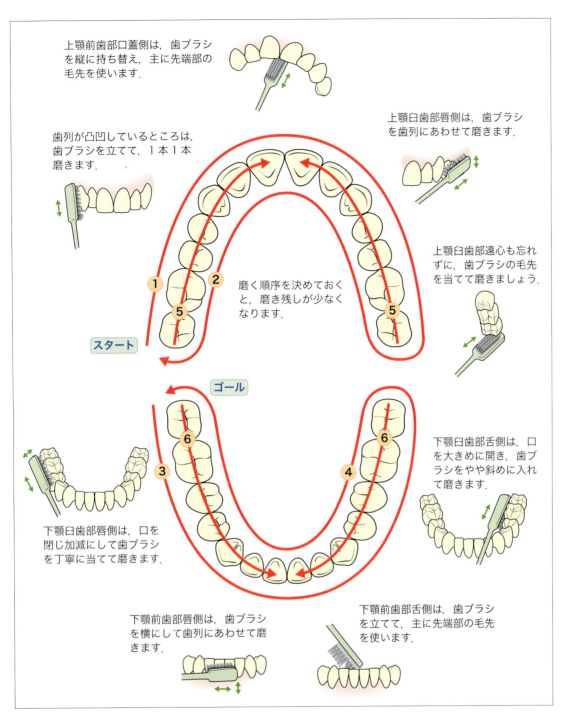

図 2-15 患者さんへ伝える磨き方のポイントの一例
(鴨井久一編,沼部幸博著:新歯周病をなおそう.砂書房,2009.改変)

Chapter 4

歯肉に機械的刺激を加えるテクニック

Step 1　歯ブラシの使い方

　歯肉に機械的刺激を加える場合は，歯ブラシの毛先や毛束，脇腹などを使い，辺縁歯肉や歯間乳頭，付着歯肉（ときには口蓋粘膜）へ適度な圧迫を加えます．

　口蓋粘膜の上皮は角化が強いのに対して[29]，歯槽粘膜の表面の上皮は角化していないため[30]，圧をかけすぎて歯肉を傷つけないようにしましょう．歯面からプラークを除去した後に，歯ブラシを歯肉に軽く当てて，機械的刺激を丁寧に加えるように心がけていただきます．

Step 2　歯ブラシの毛先を歯肉に当てるテクニック（図2-16）

①歯ブラシの毛先を歯肉の上に軽く置く．歯肉に対する刷掃面の角度をおおよそ垂直にする．
②毛先を軽く歯肉に押し当て，その周囲の歯肉が白くなる程度[31]の圧を加える．
③毛先を歯肉に圧接しながら，頭部を歯面に沿わせて上下または水平方向に動かし，歯肉に刺激を加える．

Step 3　歯ブラシの毛束を歯肉に当てるテクニック（図2-17）

①歯ブラシの毛先を歯冠方向に向け，脇腹を歯肉の上に軽く置く．
②刷毛を歯間に押し当て，歯間部に毛束を挿入する．毛先は歯肉縁下に入り込まないようにする．
③毛束を歯面に沿わせながら，辺縁歯肉や歯間乳頭が白くなる程度の圧を加える．
④歯肉を圧迫しながら，歯ブラシの頭部を小さく上下または水平方向に動かし，毛束を細かく振動させて[32]歯肉に刺激を加える．

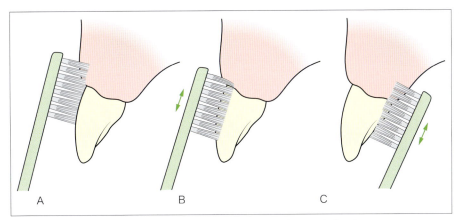

図2-16 歯ブラシの毛先を歯肉に当てるテクニック：1歯ごとの垂直法を応用
A：歯ブラシの毛先を歯肉の上に軽く置く．
B：毛先を歯肉に圧接しながら，歯ブラシの頭部を歯面に沿わせて動かす．
C：往復運動を適度に繰り返す．
(加藤 熙編著：新版 最新歯周病学．医歯薬出版，2011．改変)

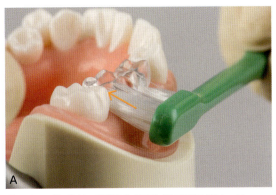 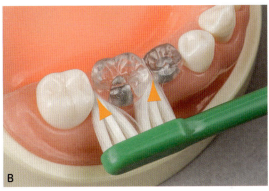

図2-17 歯ブラシの毛束を歯肉に当てるテクニック
A：毛先を歯冠方向に向けて，脇腹を歯肉の上に軽く置く．
B：毛束を歯間部に挿入する．毛先は歯肉縁下に入り込まないようにする．

 どうやって歯間に毛束を入れるの？

 毛束が振動するっていうのはどういう感じですか？

 では，systema44Mを使って歯肉に機械的刺激を加えるテクニックをお見せするわ．スマートフォンかタブレットのカメラでQRコードをスキャンしてちょうだい．

 PCのときは，https://www.ishiyaku.co.jp/ebooks/422530/player.aspx?vid=04&qr=t にアクセスしマス．

  はーい！

参考文献

1) 沼部幸博, 齋藤 淳, 梅田 誠編：歯科衛生士講座 歯周病学 第3版. 末永書店, 京都, 2016, 118.
2) 加藤 熙：新版 最新歯周病学. 医歯薬出版, 東京, 2014, 114-115.
3) 特定非営利活動法人日本歯周病学会編：歯周治療の指針2015. 医歯薬出版, 東京, 2016, 35, 74-75.
4) 特定非営利活動法人日本歯周病学会編：歯周病学用語集 第2版. 医歯薬出版, 東京, 2013, 88.
5) 江島房子, 島内憲夫編著：オーラルヘルスプロモーション 歯科保健指導のすすめ方. 恒内出版, 東京, 1997, 31-33.
6) 杉田秀二郎：個人の健康観と生き方の類型との関連. 健康心理学研究＝The Japanese Journal of Health Psychology 7（1）：35-46, 1994.
7) NHK放送世論調査所編：日本人の健康観. 日本放送出版協会, 東京, 1981, 1-3, 10-14.
8) 江島房子, 島内憲夫編著：オーラルヘルスプロモーション 歯科保健指導のすすめ方. 恒内出版, 東京, 1997, 134-135.
9) 佐藤昌美：ステップアップ歯科衛生士 根分岐部病変に挑戦！プラークコントロールとデブライドメント. 医歯薬出版, 東京, 2015, 56-61.
10) Cole SA, Bird J：飯島克巳, 佐々木将人（訳）：メディカルインタビュー 三つの機能モデルによるアプローチ 第2版. メディカル・サイエンス・インターナショナル, 東京, 2003, 17-31.
11) 吉田 哲：人を知る私を知る―患者ひとりひとりのケアのために. 看護の科学社, 東京, 1993, 13-23.
12) Kleinman A：江口重幸, 五木田紳, 上野豪志（訳）：病いの語り―慢性の病いをめぐる臨床人類学. 誠心書房, 東京, 1996, 4-22.
13) Miller WR, Rollnick S：松島義博, 後藤 恵（訳）：動機づけ面接法基礎・実践編. 星和書店, 東京, 2007, 8-9.
14) Rogers CR：末武康弘, 保坂 亨, 諸富祥彦（訳）：ロジャーズ主要著作集1 カウンセリングと心理療法―実践のための新しい概念―. 岩崎学術出版社, 東京, 2005, 105-117.
15) 小野 巌, 日本歯科衛生士会, 石川 純：でんたるおくじりありーシリーズ 歯ブラシの使い方指導の手びき. 医歯薬出版, 東京, 1975, 21, 140, 166-170.
16) 沼部幸博, 齋藤 淳, 梅田 誠編：歯科衛生士講座 歯周病学 第3版. 末永書店, 京都, 2016, 113.
17) 全国歯科衛生士教育協議会監修：最新歯科衛生士教本 歯周病学 第2版. 医歯薬出版, 東京, 2015, 55, 146-147.
18) 大谷宏明監修：新歯ブラシ事典. 学建書院, 東京, 1997, 38-39.
19) 大谷宏明監修：新歯ブラシ事典. 学建書院, 東京, 1997, 34-36.
20) 大谷宏明監修：新歯ブラシ事典. 学建書院, 東京, 1997, 49-50.
21) Esther M.Wilkins：遠藤圭子, 中垣晴男, 西真紀子, 眞木吉信, 松井恭平, 山根 瞳, 若林則幸（監訳）：ウィルキンス歯科衛生士の臨床 原著第11版. 医歯薬出版, 東京, 2015, 354.
22) 大谷宏明監修：新歯ブラシ事典. 学建書院, 東京, 1997, 59.
23) 橘田康子, 山本 静, 磯崎亜希子, 世川晶子, 渡辺亜記, 野中哲雄：歯科衛生士臨床のためのQuint Study Club プロフェッショナルケア編 6日間で極める！磨ける・伝わるブラッシング指導. クインテッセンス出版, 東京, 2012, 32-49.
24) 米満正美, 小林清吾, 宮﨑秀夫ほか編著：新予防歯科学／上下 第3版. 医歯薬出版, 東京, 2003, 47.
25) 特定非営利法人日本歯周病学会編：歯周病学用語集 第2版. 医歯薬出版, 2013, 77.
26) Esther M.Wilkins：遠藤圭子, 中垣晴男, 西真紀子, 眞木吉信, 松井恭平, 山根 瞳, 若林則幸（監訳）：ウィルキンス歯科衛生士の臨床 原著第11版. 医歯薬出版, 東京, 2015, 195.

27) 加藤 熙：新版 最新歯周病学. 医歯薬出版, 東京, 2014, 118.
28) 加藤 熙：新版 最新歯周病学. 医歯薬出版, 東京, 2014, 122.
29) 全国歯科衛生士教育協議会編, 酒井琢郎, 高橋和人：歯科衛生士教本 口腔解剖. 医歯薬出版, 東京, 1984, 8-9.
30) 加藤 熙：新版 最新歯周病学. 医歯薬出版, 東京, 2014, 2.
31) 丸森賢二, 今村嘉男：ブラッシング指導. 医歯薬出版, 東京, 1978, 23-25.
32) Esther M.Wilkins：遠藤圭子, 中垣晴男, 西真紀子, 眞木吉信, 松井恭平, 山根 瞳, 若林則幸（監訳）：ウィルキンス歯科衛生士の臨床 原著第11版. 医歯薬出版, 東京, 2015, 356-360.

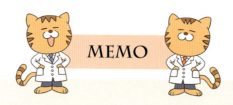

第3部
ブラッシング指導にチャレンジ

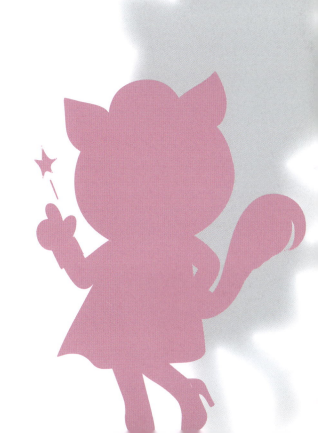

Chapter 1

ブラッシング指導の心得

　ブラッシング指導には，患者さんのモチベーションやブラッシングの手技を高める効果があります．患者さんの口腔内の状態，生活，セルフケアへの取り組み方などを踏まえ，その人に適したテクニックをわかりやすく伝えるのが私達の役目です．
　患者さんの生活習慣を上手に取り入れて，ブラッシング指導に取り組みましょう．

Step 1　患者さん主体のブラッシング指導にしよう

　ブラッシングの習慣（使用する歯ブラシ，方法，磨く順序，ブラッシングをする時間の長さ，1日に磨く回数など）は，患者さんによって各々異なります．
　歯周病の重症度や口腔内の不潔さに目を奪われると，歯ブラシや磨き方を変えて，補助的清掃用具の使用をすすめたり，ブラッシング時間や回数を増やすなど，これまでの取り組みを改める指導をしがちになります．
　しかし，患者さんが歯周病を治す磨き方に慣れるには，ある程度の過程と時間が必要です．どの歯ブラシでどのような磨き方をしたら，無理なく生活に取り入れられるかを考えて，患者さんが身につけられるまで根気よく練習しましょう．
　日常できないようなテクニックを伝えたり，いきなり補助的清掃用具を使って技術不足を補おうとするのは控えて，患者さんに向き合いながら，新しいブラッシングの習慣を一緒につくることを心がけましょう．

Step 2　臨機応変なテクニック指導をしよう

　テクニック指導に対する反応は，患者さんによってさまざまです．口腔内や生活の様子，プラークが付着する部位や炎症の状態，歯肉の形態などに応じて，臨機応変に使う歯ブラシや方法を変更しましょう．
　ポイントは，患者さんが口腔内の清潔を毎日ご自身で保つことができているかどうかです．磨き方がおぼつかない部分は，おおまかに磨けるようになることを当面の目標にして，一度にたくさんのことをしないで練習を繰り返します．テクニック上達への近道は，「目標を高くし

【ブラッシング指導をする時の情報収集のポイント】

口腔内について	生活について	セルフケアについて
・歯の大きさ ・歯並び（歯列）や咬合関係 ・残存歯の数，炎症の程度 ・磨きにくい部位の有無 　など	・生活環境 ・食事の仕方 ・家族の様子 ・全身疾患の影響 　など	・磨き方（用具，方法，時間） ・年齢 ・性格 ・器用さ 　など

すぎないこと」です．患者さんの手技が1つずつステップアップするようにテクニック指導に取り組み，ある程度磨けるようになったら，さらに歯ブラシを使いこなせるように，段階を踏んでテクニックの上達を目指しましょう．

Step 3　自分のモチベーションを高めよう

　歯周治療をしている患者さんの全員がブラッシングに意欲的かというと，実はそうではありません．筆者の経験では，磨き残しが多く指導の効果が現れない患者さんも，時折いらっしゃいます．

　最善を尽くしても手応えを感じないなかで，ブラッシング指導に対する自分自身のモチベーションを維持するのは，難しいことがあります．しかし，患者さんの健康を支える私達の役目を忘れず，プラークコントロールへの意欲を失わないことがとても大切です．

　思い悩んだ時は，一呼吸おいて歯周治療の目標に立ち戻りましょう（p.4 参照）．専門職として知識や技術を深めて手技の向上を目指すために，自分のモチベーションを高めましょう．

Chapter 2

歯肉の炎症のみかた

　ブラッシング指導は，患者さんの生活のなかでブラッシングが十分にされているかどうかを毎回評価して行うことが大切です．筆者は特に歯肉の健康状態に注目します．
　健康な歯肉の色は薄いピンク色で，歯間乳頭の形は鋭角な三角になっています（図 3-1）．しかし，歯肉に炎症が生じ病的な状態になると発赤，腫脹，出血といった症状が現れます[1]（図 3-2）．歯肉の炎症の程度の評価の仕方には，歯肉炎指数（gingival index：以下 GI[2]）を検査する手順を用いて，歯肉辺縁部と歯の境界部付近をプローブで触り，出血するかしないかを確認する方法があります[3,4]．

＊プラークの付着部位を染め出す，歯周ポケットの深さを測定するなどの各種検査については，既存の歯周治療に関する書籍を確認してください．

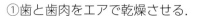

Step 1　評価の手順

①歯と歯肉をエアで乾燥させる．
②プローブの先端を歯肉溝，歯肉ポケットあるは歯周ポケットの上部から浅い部分に置く（図 3-3 左）．
③プローブを歯の周囲に沿って軽い圧を加えながら，滑らせるように操作する[5]（図 3-3 右）．
④軟組織の内壁を擦過した後，歯肉から出血があるかないかを確認する[2,4]．

①〜④は照明下でミラーとプローブを用いて全顎の歯に行う．

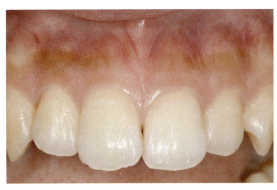
図3-1 臨床的に健康な歯肉（10歳代，女性）
スティップリングも確認できる．

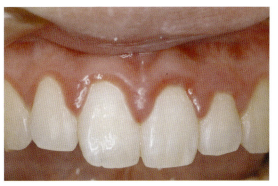
図3-2 病的な歯肉（20歳代，男性）

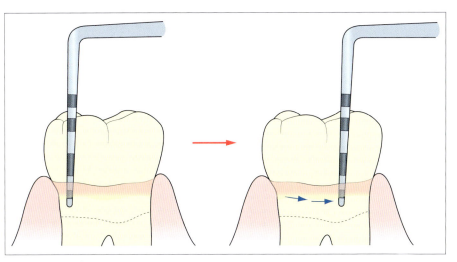
図3-3 GIの評価
測定のために出血を評価する時のプローブの動かし方．点線は歯周組織の付着レベルを表す．
(Esther M.Wilkins：遠藤圭子，中垣晴男，西 真紀子，眞木吉信，松井恭平，山根 瞳，若林則幸（監訳）：ウィルキンス歯科衛生士の臨床 原著第11版．医歯薬出版，2015．改変)

 プローブの使い方って，ウォーキングプロービング[6]とは違うの？

 どうやってプローブを動かすといいですか？

 では，プローブの操作法をお見せするわね．スマートフォンかタブレットのカメラでQRコードをスキャンしてくださる？

 PCのときは，https://www.ishiyaku.co.jp/ebooks/422530/player.aspx?vid=05&qr=t にアクセスしマス．

Step 2　評価の方法（図3-4）

　筆者は歯肉辺縁部のポケット入口付近をプローブで軽く擦って[7]，出血があるかないかで，患者さんが日常的に歯ブラシを使いプラークを落とせているどうかを評価します．

（1）出血がない場合
　ブラッシングでプラークが取り除かれていると評価します．

（2）出血がある場合
　ブラッシングでプラークが十分に取り除かれていないと評価します．
　口腔清掃状態がよかったり，プラークの付着量が少なくても，歯肉から出血がある部位は，歯面のプラークをうまく落とせていない，あるいは歯肉への機械的刺激が不足している可能性があります．その場合は，ブラッシングが怠りがちになっていないかを患者さんに伺って，モチベーションの確認をしたり，ブラッシングテクニックの見直しを行います．

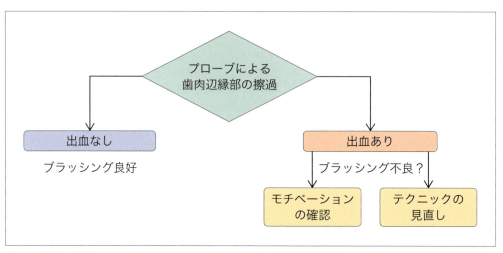

図3-4　評価の方法

ブラッシング指導ってちょっと苦手だけど，歯肉の変化をみれたら楽しくなりそうね．

でも患者さんの歯肉の様子は一人ひとり違いますよね．どうしたらうまくみれますか？

歯肉をみるスキルは，臨床のなかで養われてよ．患者さんそれぞれに個人差はあるでしょうけど，基本は健康なのか病的なのか，その違いがわかることね．

基礎知識をしっかり勉強して，実際にみて，触れて，記録をとりながら，患者さんの歯肉を丁寧に観察しまショウ．

ブラッシングの効果で炎症が改善する様子を体験することも大切よ．

つまり，経験を積んで歯肉をみる目を養うってことね．

歯周病が治る過程は時間がかかったり，ときには後戻りすることもあってよ．でもその経験を通してあたくし達は学び，患者さんと一緒に成長するの．
いつも前向きにステップアップする努力をいたしましょう．

はーい！

Chapter 2　歯肉の炎症のみかた

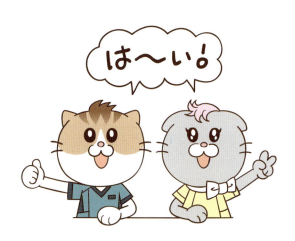

Chapter 3

ブラッシング指導の手順とポイント

　ブラッシング指導の手順は一律には決められませんが，基準になる具体的なポイントがあると，方針を立てたり，指導内容の確認や見直しをしやすくなります．ただし，項目が多くなりすぎて指導の流れが画一化したり，患者さんとのやりとりが事務的になるのは望ましくありません．

　本書では，一例として筆者が行っているブラッシング指導の手順と確認するポイントを紹介します．

1 主訴を聴く

POINT

- 患者さんの言動をよく観察する．
- 開かれた質問を使う．
- 健康について焦点をあてる．
- 患者さんのその時の気持ちを汲みとる．
- 治療に対して意欲的かどうかを推測する．

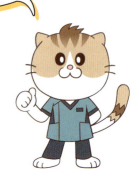

START!
これは一例だよ．

2 口腔内を観察する

POINT

- 歯，歯肉，粘膜，修復物・補綴装置をよくみて探索する．
- 健康な状態と病的な状態を比べる．
- 健康と病的な部分それぞれの変化を見落とさないようにする．

3 評価する

POINT
- 歯肉からの出血・排膿（あり・なし）
- 歯肉の色調・緊張度（変化あり・変化なし）
- 歯の動揺度（増加・変化なし・減少）
- プラークの付着量（多い・変わらない・少ない）
- 歯肉の形態の変化（している・していない）
- ポケットの深さ（深い・浅い）

CHECK 項目
- ☑ プロービング時の出血（出血の仕方・量）
- ☑ モチベーションはどうか
- ☑ ブラッシングでプラークが除去されているか
- ☑ ブラッシングの際に歯肉に適度な刺激が加わっているか

4 セルフケアに関する情報収集をする（患者さんと一緒に口腔内を確認）

POINT
- 手鏡を見ながら健康な部分と病的な部分を確認する．
- セルフケアの取り組み方について確認する．
  - 使用している歯ブラシと交換時期．
  - どの部分から磨くか，ブラッシングの回数と時間の長さ．
  - 歯磨剤や補助的清掃用具の使用の有無．　　など
- 患者さんがブラッシングの効果を実感しているかを推測して確認する．

5 清掃用具を選択する（適切な歯ブラシを考え，患者さんに伝える）

POINT
- 付着しているプラーク・歯肉の状態にあわせて歯ブラシの毛質を選ぶ．
- 歯列・歯間空隙にあわせて歯ブラシの頭部の大きさ・毛束の長さを選ぶ．
- 補助的清掃用具を使用する必要性を考える．

6 テクニック指導をする（必要に応じてプラークを染め出す）

POINT
- 患者さんが一番気にしている部位から始める．
- いつもどおりに磨いていただき，患者さんの疑問点に応答する．
- 磨き方を確認する（歯冠中央部・隣接面・歯頸部・歯間空隙がある部位）．
- 出血する部位のテクニックを指導する．
- 歯周ポケットが深い部位のテクニックを指導する．

CHECK 項目
- ☑ 歯面に対する毛先の角度
- ☑ ブラッシング圧
- ☑ 歯肉辺縁部に毛先が触れているか
- ☑ 歯ブラシの頭部の動き
- ☑ つま先やかかとの使い分け　　など

CHECK 項目
- ☑ プラークを除去できているか
  （十分・不十分）
- ☑ 歯肉に機械的刺激を加えるか
  （必要なし・必要あり）　　など

7 反復練習をする（手鏡を見ながら実施する）

POINT
- 磨き方を実演する．
- 歯ブラシを持つ患者さんの手を必要に応じてとりながら，歯ブラシの動かし方やブラッシング圧を体感していただく．
- 過度なブラッシングの弊害を伝える．
- すべての歯を丁寧に磨くには，ある程度の時間がかかることを確認する．　　など

8 改めて患者さんからの質問を伺い，応じる

POINT
- 今日の指導についての疑問点を確認する．
- 質問についてわかりやすく返答する．
- ブラッシングだけでなく，治療上の不安な点なども解消する．
- 患者さんの努力に対して敬意を表し，励ます．　　など

9 次回の来院予約を確認する

POINT
- 患者さんの都合を伺う.
- 来院期間の目安を伝える.
- 雑談は短時間にとどめる.　　など

10 ブラッシング指導終了後,内容を振り返る

POINT
- 記録をまとめる.
- 自分の対応を客観視して見直す.
  - ブラッシング指導の時間を患者さんと共有できたか.
  - 患者さんに寄り添うコミュニケーションがとれたか.
  - 健康へのモチベーションは明らかになったか.
  - 患者さんの気持ちを汲みとれたか.
  - 口腔内のポイントはどこか.
  - 簡単な磨き方を提案したか.
  - 使いやすい歯ブラシを選択したか.
  - 指導のタイミングは適切か.
  - 歯周治療の目標に近づいているか.　　など
- 反省点から改善方法を考えて次回へステップアップ！

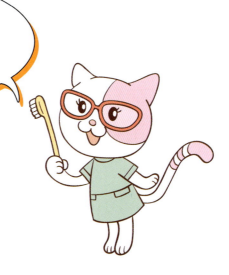

GOAL!
実際には,患者さんの症状に応じてSRPなどをあわせて行っています.

Chapter 4

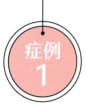

症例1　慢性歯周炎

患者：Fさん（女性，71歳）	全身既往歴：全身疾患なし
初診：1999年3月	家族歴：特記事項なし
主訴：右上に食べ物がはさまる．歯石を取ってほしい．	喫煙習慣：なし
現症：ブラッシング時に上顎右側臼歯部の歯肉から出血が認められた．	診査所見：全顎的なPPD（probing poket depth）[8]は2〜8mm
歯科既往歴：1年前に上下顎右側臼歯部のう蝕治療を行った．	動揺度は1〜2度
	診断：慢性歯周炎[9]

ブラッシングのStep

Step 1　使用歯ブラシ▶ #211

主訴の上顎右側臼歯部は，#211を使い主に横磨きでプラークを除去した．歯面への歯ブラシの毛先の角度が垂直になることと，ブラッシング圧を確認し，歯ブラシを歯面に沿わせて，毛先が曲がらないように水平方向に動かした．

Step 2　使用歯ブラシ▶ #211

患者さんが#211を使い慣れてから，縦磨きのテクニックを練習した．隣接面は1歯ごとに毛先を当てて，歯面にあわせて歯ブラシを上下方向に動かした．ストローク（歯ブラシを動かす距離）[10]は大きくしすぎないように心がけた．残存歯が28本あるため，丁寧にブラッシングをするとこれまでよりも時間がかかることを確認した．

Step 3　使用歯ブラシ▶ #211 + systema44M

歯肉の炎症が軽減して歯間隣接面の空隙が大きくなったため，#211で磨いた後に，systema44Mを使って歯間部を清掃した．systema44Mの毛先をやや歯冠方向に向け，毛束を歯間部に軽く差し入れてから，小さく上下方向に動かした．

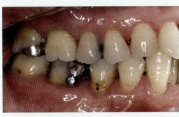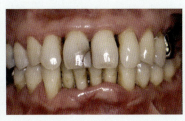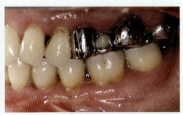

初診時の口腔内写真（1999年3月）
全顎的に歯肉が発赤し，臼歯部に歯肉腫脹が認められた．
上顎左側臼歯部には不適合補綴装置が装着されていた．

歯周組織検査表（1999年3月）
臼歯部に深い歯周ポケットが形成されていた．

○は出血部位を示す

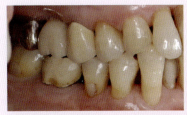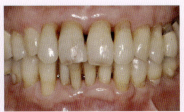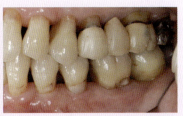

SPT時の口腔内写真（2011年4月）
炎症が改善するのとともに歯肉が退縮して歯間部に空隙が生じた．

歯周組織検査表（2012年3月）
歯周治療の効果で全顎的なPPDは2〜5mmに変化した．

症例1　慢性歯周炎

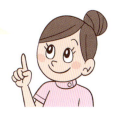

systema44Mは単独で使用するより，#211と併用すると効果的です．刷毛のしなやかさを利用して歯間部の清掃を行いながら歯肉へ機械的刺激を加えます．

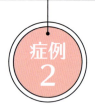

著しい歯肉腫脹を伴う慢性歯周炎

患者：Sさん（女性，79歳）	**歯科既往歴**：他院で右側臼歯部を抜歯後，経過が不良．全顎的に抜歯を提案された．
初診：2001年12月	**全身既往歴**：高血圧症，狭心症
主訴：上の歯を抜きたくない．入れ歯で噛めなくて食事が不自由．	**家族歴**：特記事項なし
	喫煙習慣：なし
現症：上顎残存歯の歯肉腫脹と出血を自覚．上顎部分床義歯が不適合のため咬合痛がある．	**診査所見**：全顎的なPPDは2～13mm　動揺度は1～2度
	診断：慢性歯周炎

ブラッシングのStep

Step 1　使用歯ブラシ▶ #233

　歯肉の疼痛のためブラッシングができず，上顎に顕著な浮腫性の炎症が生じていた．患者さんは痛みに敏感になっていたため，初診から約1カ月は軟毛の#233を用いて歯面からプラークを取り除いた．あわせて上顎部分床義歯の清掃法を確認した．

Step 2　使用歯ブラシ▶ #211

　ブラッシング指導を開始して約3カ月後に，歯肉の炎症と咀嚼時の咬合痛が軽減した．しかし，辺縁歯肉に発赤があるため，#211の毛先を積極的に歯肉縁に届かせながら歯面のプラークを除去した．

Step 3　使用歯ブラシ▶ #211 ＋ systema44M

　#211を用いて毛先磨きを行い，あわせてsystema44Mを使って歯肉に機械的刺激を加えた．上顎はできるだけ歯ブラシを縦に使い，歯肉が白くなる程度に毛束を圧接してから，歯ブラシの頭部を小刻みに上下方向に動かして毛束を振動させた．

> #233は#211と同じ形態で，毛のかたさがより軟らかい歯ブラシです．普通のかたさでは痛くて磨けない場合や外科治療後のブラッシングに一時的に用います．

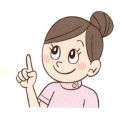

症例2　著しい歯肉腫脹を伴う慢性歯周炎

2001年12月

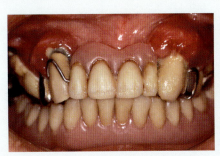
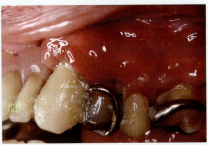

初診時の口腔内写真（2001年12月）
口腔清掃不良のため，歯面と義歯に多量のプラークが付着し，上顎に著しい浮腫性の炎症が認められた．

2002年4月

歯周組織検査表（2002年4月）

		8	7	6	5	4	3	2	1	1	2	3	4	5	6	7	8
動揺度						2	2					2	2		1		
PPD	B					3 2 5	5 5 7					10 11 7	5 5 13		6 3 5		
PPD	P					4 4 7	9 8 8					10 6 7	6 2 13		5 10 9		
部位		8	7	6	5	4	3	2	1	1	2	3	4	5	6	7	8
PPD	L		3 4 5														
PPD	B		2 5 7														
動揺度			1														

○は出血部位を示す

患者さんの希望により，歯肉表面の炎症が軽減してからPPDを測定した．残存歯に深い歯周ポケットが形成されていた．

2002年9月

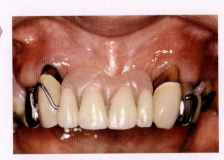
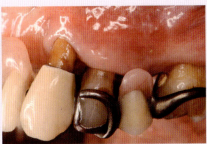

歯周基本治療後の口腔内写真（2002年9月）
初診時に認められた歯肉の発赤・腫脹は改善した．

2004年3月

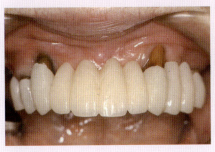
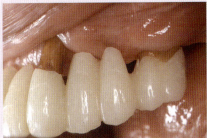

プロビジョナルレストレーション[11]装着後の口腔内写真（2004年3月）
保存不可能な |4 を抜歯後，上顎残存歯は暫間的な補綴治療を行い経過を観察した．

2005年6月

歯周組織検査表（2005年6月）

		8	7	6	5	4	3	2	1	1	2	3	4	5	6	7	8
動揺度						1	1					1			0		
PPD	B					2 2 3	2 2 2					2 2 2			2 2 2		
PPD	P					3 3 3	3 4 3					3 2 3			2 2 2		
部位		8	7	6	5	4	3	2	1	1	2	3	4	5	6	7	8
PPD	L		3 3 3														
PPD	B		3 3 4														
動揺度			0														

歯周基本治療の効果で，全顎的なPPDは2〜4mmに変化した．

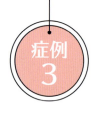

症例 3 歯肉の増殖を伴う慢性歯周炎

患者：○さん（男性，68歳）	**全身既往歴**：高血圧症，狭心症（カルシウム拮抗薬を含む8種類の薬剤を服用）
初診：2014年5月	
主訴：下の前歯が動いて噛めない．上の歯茎が腫れる．奥歯が時々痛む．	**家族歴**：特記事項なし
	喫煙習慣：なし
現症：全顎的な歯肉腫脹と下顎左右側臼歯部からの排膿が認められた．	**診査所見**：全顎的なPPDは3～10mm 動揺度は1～3度
歯科既往歴：下顎前歯部の動揺を自覚するが多忙のため放置していた．	**診断**：慢性歯周炎

ブラッシングのStep

Step 1 使用歯ブラシ▶ #233 → #222

　患者さんは歯ブラシと歯間ブラシを併用していたが，上下顎前歯部にプラークの付着と歯肉の増殖が認められたため，歯肉を傷つけないように#233の毛先を使い，歯頸部と歯間部のプラークを取り除いた．ブラッシング指導開始から1カ月後に歯ブラシを#222に変更し，脇腹を歯肉に当てながらブラッシングを行った．

Step 2 使用歯ブラシ▶ #211 ＋ systema44M

　ブラッシング時の疼痛がないことを確認して，歯ブラシを#211に変更した．歯間部の清掃にはsystema44Mを使い，プラークの除去とあわせて積極的に歯肉に機械的刺激を加えた．

Step 3 使用歯ブラシ▶ #211 ＋ systema44M ＋プロスペック歯ブラシ スリム

　上顎前歯部口蓋側の歯肉の増殖を改善するため，#211とsystema44Mを用いたブラッシング後に，プロスペック歯ブラシ スリム（以下プロスペック）を使用した．歯肉に加える機械的刺激を大きくするために，プロスペックの刷掃面を口蓋粘膜に軽く当て，縦磨きの要領で歯ブラシを上下方向に動かした．

2014年
5月

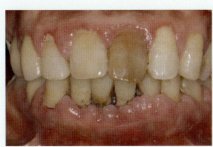 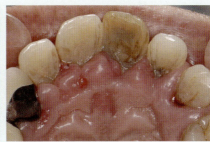

初診時の口腔内写真（2014年5月）
全顎的に歯肉は発赤・腫脹し，前歯部にプラークの付着と歯肉の増殖が認められた（8年前よりカルシウム拮抗薬を1日2回服用）．

2014年
6月

動揺度				3		1		0				0		0		1		1		0		0		0			0		
PPD	B			6 3 8	5 3 8	5 4 5			5 3 6	7 3 6	5 3 5	3 5 5	4 3 5	6 3 5	6 3 4	4 2 7		5 4 4
	P			8 4 7	5 4 8	5 5 4			8 3 5	5 5 5	5 5 5	3 4 5	5 3 4	5 7 5	5 3 6	5 5		6 6 5
部位		8	7	6	5	4	3	2	1	1	2	3	4	5	6	7	8
PPD	L		5 5 5 6	4 4 5	3 6 6	5 5 6	5 5 5	3 7 7	6 5 5	5 5 5	5 5 5	4 7 5	5 6 5	5 3 5	3 5 7	3
	B		5 4 4 4	3 3 3	3 4 6	5 6 3	3 4 5	6 5 5	5 8 6	5 6 5	5 5 6	2 10 6	4 6 5	3 4 5	3 5 3	
動揺度			2	0	0	0	0	1	3	3	2	0	0	0	0	3	

歯周組織検査表（2014年6月）
全顎的に深い歯周ポケットが形成されていた．　　○は出血部位を示す

2015年
2月

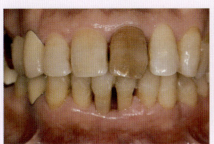 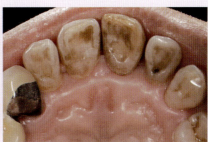

歯周基本治療後の口腔内写真（2015年2月）
プラークコントロールの効果で歯肉の増殖が改善した（歯間ブラシは使用していない）．服用薬剤の変更と投薬の中止は行っていない．

動揺度				0		0			0		0		0		1		0		0		0			0		
PPD	B			2 5	2 2 2	2 2		2 2 2	2 2 2	2 2 2	2 2 2	2 2 2	2 2 2	2 2 2	2 2 2		3 5 3
	P			3 5	5 3 2	2 2		3 2 2	2 2 3	2 2 2	2 2 3	3 2 3	3 5 3	3 3 3	3 3 3		5 4 5
部位	8	7	6	5	4	3	2	1	1	2	3	4	5	6	7	8
PPD	L		4 3 4	3 2 3	3 3 3		3 2 2	2 2 2	2 2 2	2 2 3	3 2 3	3 3 3	3 2 5	2 2 2	2 4 3	3 2
	B		4 2 2	2 2 2	2 2 3		3 2 2	2 2 2	2 2 3	3 2 2	2 3 3	3 3 3	3 2 5	2 2 3	3 3 3	4 3
動揺度		1	0	0	0	1	1	1	1	1	1	1	0	0	2	1

歯周組織検査表（2015年2月）
歯周基本治療の効果で全顎的なPPDは2〜5mmに変化した．

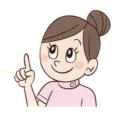

プロスペックの毛のかたさはふつうですが，#211と比べるとやや弾力がある歯ブラシです．頭部は直線平切り型，刷掃面は平らで毛先は丸くカットされているので，歯肉を傷めずに使えます．筆者は歯肉に加える機械的刺激を一時的に大きくしたい場合に用います．

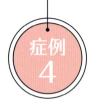

症例4 侵襲性歯周炎

患者：○さん（男性，21歳）	全身既往歴：全身疾患なし
初診：2016年1月	家族歴：父親が歯周炎のため歯を喪失し，義歯を装着している．
主訴：前歯が空いていて気になる．全体的に歯茎が腫れる．	喫煙習慣：なし
現症：全顎的な歯肉腫脹を自覚．特に痛みはない．	診査所見：全顎的なPPDは2〜10mm 動揺度は1〜3度
歯科既往歴：他院で侵襲性歯周炎と診断され，ブラッシング指導とスケーリング後に専門医での治療をすすめられた．	診断：広汎型侵襲性歯周炎 [12]

ブラッシングのStep

Step 1　使用歯ブラシ▶ #222

炎症のため歯肉の弾力性 [12] [13] が減少していたので，軟らかめの#222を使い，毛先を歯肉縁に当てながら歯面と歯頸部のプラークを除去した．

Step 2　使用歯ブラシ▶ #211 ＋ systema44M

歯ブラシを#211に変更し，刷掃面を辺縁歯肉に軽く当て，歯面に沿わせて歯ブラシを動かしブラッシングを行った．あわせてsystema44Mを使い，積極的に歯肉に機械的刺激を加えた．

Step 3　使用歯ブラシ▶ #211 ＋ #308

下顎左側臼歯部は歯間空隙が生じてきたため，#211のつま先やかかとを歯間部に挿入し，1歯ごとに毛先を歯面に沿わせてプラークを取り除いた．また，systema44Mよりも毛がかためな#308の毛束を使い，歯肉に加える機械的刺激を大きくした．

> #222は，#211と同じ形態で，毛のかたさが軟らかめな歯ブラシです．歯肉のかたさが減少している部位のブラッシングに一時的に使います．#308は部位磨きに適したタフトタイプブラシです．毛のかたさはふつうで，歯肉への機械的刺激を大きくしたい時に用います．

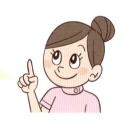

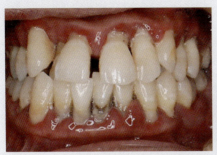
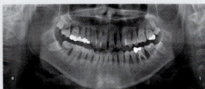

当院来院前の口腔内写真（2015年）
全顎的にプラークと歯石が付着し，著しい歯肉腫脹と歯槽骨吸収が認められた．
（福田啓輔先生ご提供）

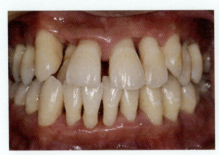
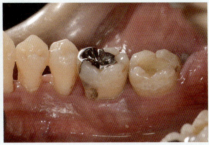

初診時の口腔内写真（2016年1月）
前医によるブラッシング指導とスケーリングの効果で，前歯部の強い発赤は変化した．しかし，臼歯部に炎症が認められた．

動揺度		0	1	2	2	2	2	2	2	2	1	3	2	1	0
PPD B		3 3 3	8 7 6	7 6 5	3 5 6	6 7 4	3 3 3	3 3 3	5 3 6	7 3 5	6 5 5	2 2 7	6 7 5	5 6 4	5 7 8	3 3 3 3
PPD P		8 3 8	8 5 5	6 5 5	5 5 6	6 6 6	5 6 5	5 5 6	3 4 6	5 5 2	5 5 6	5 6 5	5 5 7	4 4 3	5 3 5 3	
部位	8	7	6	5	4	3	2	1	1	2	3	4	5	6	7	8
PPD L		5 3 7	8 3 9	5 5 4	4 7 7	5 3 4	4 4 4	4 4 5	3 6 5	2 5 5	7 6 7	5 7 6	6 3	
PPD B		5 3 5	7 2 8	5 2 5	4 3 5	7 3 3	7 3 4	4 3 4	4 3 5	3 2 6	5 3 3	4 7 3	6 6 6	10 9 3	6
動揺度		0	0	1	1	1	2	2	2	1	1	1	2	2	1

〇は出血部位を示す

歯周組織検査表（2016年1月）
全顎的に深い歯周ポケットが形成されていた．

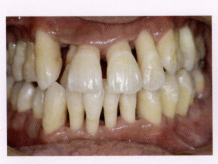
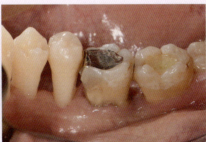

歯周基本治療後の口腔内写真（2018年4月）
歯周基本治療を継続し，臼歯部の炎症は改善した．歯間ブラシは使用していない．

動揺度		0	1	1	1	2	2	1	1	2	0	2	2	0	0
PPD B		3 2 2	2 3 3	3 3 3	2 2 3	2 3 3	3 4 3	3 3 3	3 2 3	3 2 2	3 2 3	2 3 4	2 3 6	5 3 3	3 3 3
PPD P		3 3 3	2 3 2	3 3 3	4 3 3	3 3 3	5 4 4	1 3 3	3 3 4	3 4 2	4 2 2	4 2 3	5 2 2	3 2 3	3 3 4
部位	8	7	6	5	4	3	2	1	1	2	3	4	5	6	7	8
PPD L		3 2 3	3 2 2	2 2 2	3 2 3	3 3 2	3 3 3	2 3 2	3 2 3	3 2 3	3 2 3	3 3 3	3 3 3	3 3 3	
PPD B		3 2 3	2 3 4	2 2 2	2 2 2	2 2 2	3 2 2	2 3 2	2 3 2	2 3 2	2 3 3	3 3 3	3 3 3	3 3 2	3 3
動揺度		0	0	0	0	0	2	2	1	2	1	1	1	2	0	0

歯周組織検査表（2018年4月）
歯周基本治療の効果で，全顎的なPPDは2〜6mmに変化した．抗菌薬の経口投与は行っていない．

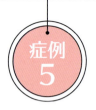

症例 5　根分岐部病変を有する慢性歯周炎

患者：Yさん（男性，40歳）	全身既往歴：全身疾患なし
初診：2005年3月	家族歴：特記事項なし
主訴：歯石を取ってほしい．	喫煙習慣：なし
現症：下顎の前歯部と左側臼歯部の歯肉からの出血をブラッシング時に自覚．	診査所見：全顎的なPPDは2～10mm　動揺度は1～2度
歯科既往歴：1年前から歯肉からの出血を繰り返していた．	診断：慢性歯周炎

ブラッシングのStep

Step 1　使用歯ブラシ ▶ #211

　患者さんは自主的にブラッシングに取り組んでいたため，#211を使い出血がある歯間部への歯ブラシの毛先の届かせ方と動かし方を確認した．1日3回の歯磨きを習慣にしているので，磨く時間をやや長めにして，毎回各10分間のブラッシングを行った．

Step 2　使用歯ブラシ ▶ #211 + systema44M + #バトラーシングルタフト #01MH

　歯肉の炎症が改善するとともに全顎的に歯根がやや露出した．根分岐部病変[15]がある大臼歯部はsystema44Mを用いて歯肉に機械的刺激を加えた．また，7⏌の遠心は毛先が届きにくいため，バトラーシングルタフト#01MHを使ってプラークを除去した．

Step 3　使用歯ブラシ ▶ #211 + #308

　Lindheの分類Ⅱ度[16]の根分部病変を有した6⏌の舌側に5mmの歯周ポケットとプロービング時の出血[17]（bleeding on probing：以下BOP）が認められたため，#211を使用し，歯頸部のプラークを除去してから，#308の刷毛を利用して辺縁歯肉に適度な圧を加えた．

> バトラーシングルタフト#01MHはポイントケア用の歯ブラシです．

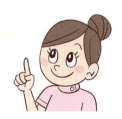

2005年3月

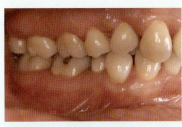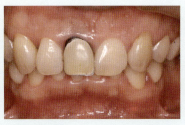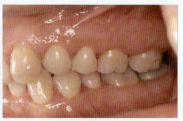

初診時の口腔内写真（2005年3月）
歯面のプラークは取り除かれていたが，歯間部に歯肉の発赤・腫脹が認められた．

根分岐部病変			MD：Ⅱ	なし												なし	M：Ⅱ	
動揺度		0	2	0	1	1	0	0	0	0		0	1	0	0	1	
PPD	B	4 3 6	7 5 7	6 2 5	2 7 6	6 2 8	4 2 6	5 2 3	5 2 5	4 2 3		8 2 3	7 2 5	7 2 6	8 2 8	7 3 9	
	P	4 3 4	7 7 6	8 6 6	6 3 7	5 3 5	3 8 6	2 3 5	4 5 4	2 3		7 2 4	7 3 5	7 4 6	9 3 6	6 10 8	
部位		8	7	6	5	4	3	2	1	1	2	3	4	5	6	7	8
PPD	L		6 6 6	8 9 7	5 4 4	7 3 6	4 2 6	2 3 2	5 2 5	4 2 3	7 3 7	6 5 6	6 6 6	8 5 7	7 4 7	
	B		5 10 3	4 4 6	6 2 4	3 2 6	4 2 6	3 2 5	4 2 3	3 2 5	4 2 4	8 2 5	5 2 5	4 2 7	6 3 6	7 7	
動揺度			0	0	1	0	0	0	0	0	0	0	0	0	0	0	
根分岐部病変				B：Ⅰ L：Ⅱ											L：Ⅱ	なし	

歯周組織検査表（2005年4月）
全顎的に深い歯周ポケットが形成され，上下顎左右側大臼歯に根分岐部病変が認められた．
＊本書ではLindheの分類[16]を用いている．

2011年4月

2013年12月

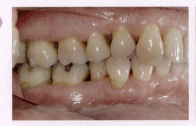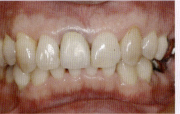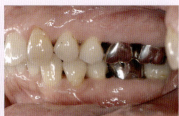

SPT時の口腔内写真（2013年12月）
プラークコントロールを主体にした歯周治療を行い，全顎的な炎症が改善した．

2015年7月

根分岐部病変			なし	なし												なし	なし	
動揺度		0	0	0	0	0	0	0	0	0		0	0	0	0	0	
PPD	B	3 3 2	2 3 3	2 2 2	2 3 3	3 2 2	2 2 2	2 2 2	2 2 2	2 2 2		3 2 2	3 2 3	3 3 2	3 3 2	3 2 2	
	P	3 2 3	2 3 2	2 2 2	2 3 3	3 2 2	2 2 2	2 2 2	2 2 2	2 2 2		2 2 2	2 2 2	2 2 2	3 3 3	3 3 4	
部位		8	7	6	5	4	3	2	1	1	2	3	4	5	6	7	8
PPD	L		3 3 3	3 3 3	2 2 2	2 2 2	2 2 2	2 2 2	2 2 2	2 2 2	2 2 2	2 2 2	2 2 2	2 2 2	2 2 3	
	B		4 2 2	2 2 2	2 2 2	2 2 2	2 2 2	2 2 2	2 2 2	2 2 2	2 2 2	2 2 2	2 2 2	3 2 2	2 2 2	
動揺度			0	0	0	0	0	0	0	0	0	0	0	0	0	
根分岐部病変			なし	なし											なし	なし	

歯周組織検査表（2015年7月）
歯周基本治療の効果で，全顎的なPPDは2〜4mmに変化した．

6 舌側の変化

2005年

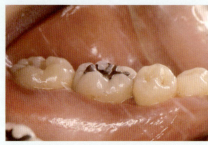
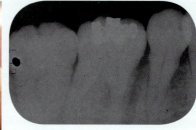

初診時の口腔内写真とエックス線写真
歯肉は発赤・腫脹し，舌側中央に8mmの歯周ポケットが形成されていた．Lindheの分類Ⅱ度の根分岐部病変が確認され，エックス線写真で骨透過像が認められた（#211とsystema44Mを使用してブラッシングを行った）．

2011年

2015年

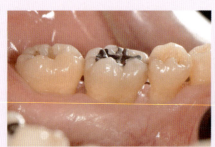
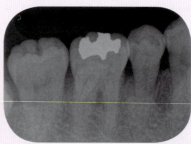

SPT時の口腔内写真とエックス線写真
炎症が改善し，歯根は露出した．根分岐部は歯肉で閉鎖され，エックス線写真で骨透過像の改善が認められた（ブラッシングには#211と#308を用い，歯間ブラシは使用しなかった）．

2018年

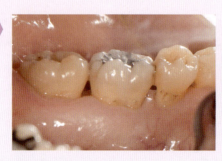
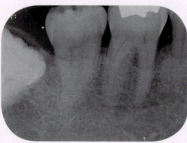

SPT時の口腔内写真とエックス線写真
舌側中央のPPDは3mmに改善し，エックス線写真で根分岐部病変の進行は認められなかった（歯ブラシと部分用歯ブラシを用い，プラークコントロールは良好に保たれている）．

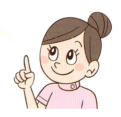

#308の刷毛は45°にカットされています．systema44Mと比較すると毛に弾力があり，プラークを除去しながら，厚みがある歯肉に機械的刺激を加える時に用います．

参考文献

1) 沼部幸博：歯周病学サイドリーダー 第3版．学建書院，東京，2008，28-29．
2) 全国歯科衛生士教育協議会監修：最新歯科衛生士教本 歯周病学 第2版．医歯薬出版，東京，2015，55，142-143．
3) 佐藤昌美：ステップアップ歯科衛生士 根分岐部病変に挑戦！プラークコントロールとデブライドメント．医歯薬出版，東京，2015，67．
4) 沼部幸博，齋藤 淳，梅田 誠編：歯科衛生士講座 歯周病学 第3版．末永書店，京都，2016，97．
5) Esther M. Wilkins：遠藤圭子，中垣晴男，西真紀子，眞木吉信，松井恭平，山根 瞳，若林則幸（監訳）：ウイルキンス歯科衛生士の臨床 原著第11版．医歯薬出版，東京，2015，299．
6) 沼部幸博，齋藤 淳，梅田 誠編：歯科衛生士講座 歯周病学 第3版．末永書店，京都，2016，86-87．
7) 浦口良治，品田和美，鍵和田優佳里編著：「考える歯科衛生士」のための歯周治療レッスンブック．デンタルハイジーン別冊，2012，51．
8) 特定非営利活動法人日本歯周病学会編：歯周病学用語集 第2版．医歯薬出版，東京，2013，81．
9) 特定非営利活動法人日本歯周病学会編：歯周治療の指針2015．医歯薬出版，東京，2016，9-12．
10) 加藤 熈：新版 最新歯周病学．医歯薬出版，東京，2014，118．
11) 特定非営利活動法人日本歯周病学会編：歯周治療の指針2015．医歯薬出版，東京，2016，43-44．
12) 特定非営利活動法人日本歯周病学会編：歯周治療の指針2015．医歯薬出版，東京，2016，26-27．
13) 沼部幸博，齋藤 淳，梅田 誠編：歯科衛生士講座 歯周病学 第3版．末永書店，京都，2016，84-85．
14) 全国歯科衛生士教育協議会監修：最新歯科衛生士教本 歯科予防処置論・歯科保健指導論．医歯薬出版，東京，2011，84-86．
15) 特定非営利活動法人日本歯周病学会編：歯周病学用語集 第2版．医歯薬出版，東京，2013，32．
16) 岡本 浩：根分岐部病変アトラス―症例から学ぶ最新の歯周治療．医歯薬出版，東京，1999，42-47．
17) 特定非営利活動法人日本歯周病学会編：歯周病学用語集 第2版．医歯薬出版，東京，2013，80．

本書で使用した器材

歯ブラシ

#211（サンスター株式会社）

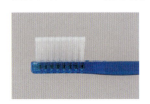

柄の材質	：飽和ポリエステル樹脂
毛の材質	：ナイロン
毛のかたさ	：ふつう

筆者が患者さんへおすすめする毛先磨き用の歯ブラシ．
コンパクトヘッドのため口腔内のすみずみに毛先を届かせやすい．
毛のかたさはふつうなので，歯面からプラークをしっかり除去するのに適している．
（詳細はp.28をご参照ください）

#222，#233（サンスター株式会社）

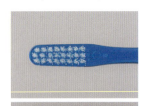
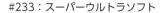

柄の材質	：飽和ポリエステル樹脂
毛の材質	：ナイロン
毛のかたさ	：やわらかめ

歯肉ケア用の歯ブラシで，#211と同じ操作性の高いコンパクトヘッド．

#222：ウルトラソフト
#211のやわらかめタイプ．ブラッシングで歯肉に疼痛を感じる場合に用いる．

#233：スーパーウルトラソフト
よりソフトな極細毛のため，歯周外科手術後や歯肉に著しい炎症がある場合に用いる．

Dent.EX systeme44M（ライオン株式会社）

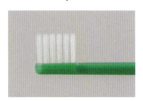

柄の材質	：ポリプロピレン
毛の材質	：飽和ポリエステル樹脂（ポルプチレンテレフタート）
毛のかたさ	：ふつう

筆者が主に歯間部のプラークを除去する目的で#211と併用する歯ブラシ．
コンパクトヘッドで細くしなやかなスーパーテーパード毛のため歯間空隙がある歯間部に毛束を挿入しやすい．
歯肉へ機械的刺激を加える場合にも用いる．
（詳細はp.28をご参照ください）

プロスペック歯ブラシ〈スリム〉（株式会社ジーシー）

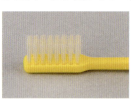

柄の材質	：飽和ポリエステル
毛の材質	：ナイロン
毛のかたさ	：ふつう

頭部をコンパクトに，頸部を長く設計した歯ブラシ．把柄部は独特な形状をしている．
毛のかたさは#211よりも弾力があり，毛先は丸くカットされているので，比較的厚みのあるかための歯肉に対して用いる．

部分用歯ブラシ

#308（サンスター株式会社）

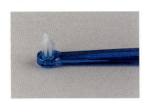

柄の材質　：飽和ポリエステル樹脂
毛の材質　：ナイロン
毛のかたさ：ふつう

部分磨き用のミディアムタイプ．
普通の歯ブラシでは届きにくい部位（最後臼歯部の遠心部孤立歯補綴装置周辺など）のプラーク除去のために主に用いる．
毛の先端は丸く処理したラウンド加工で，植毛は45°にカットされている．

顎模型・その他

ブラッシング歯磨き指導顎模型（永久歯列）[P3B-705]（株式会社ニッシン）
ハブラシ [P3-TB]（株式会社ニッシン）

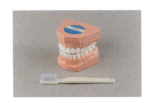

軽量で持ちやすい．
2倍大と大きく見やすくしたモデル．
ハブラシP3-TBを使用して，歯ブラシの使い方を説明することができる．

ブラッシング指導模型 [P3D-801]（株式会社ニッシン）

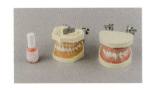

ブラッシング指導の際，歯ブラシなどの当て方や動かし方をわかりやすく説明できるように，ブリッジやインプラント，叢生，半萌出歯，楔状欠損などを付与したモデル．
透明な補綴装置が装着されており，歯ブラシの当たり方が見やすくなっている．

SRP用顎模型 [P15FE-206H.1 (GSE) -MF]（株式会社ニッシン）

大臼歯部に根分岐模型歯が装着されている．
歯槽骨には水平吸収に加え，根分岐部欠損や裂開性骨欠損などの垂直吸収を付与し，歯肉の病変状態を想定したモデル．

人工プラーク〔動画にて使用〕（株式会社ニッシン）

歯垢染色剤をイメージし，ピンクに着色されたマニキュアタイプの人工的なプラーク（歯垢）．
顎模型に塗布して使用することで，プラークの取れ具合を体感できる．

シンプルマネキンⅢ [SIMPLE MANIKIN Ⅲ]（株式会社ニッシン）

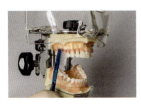

顎模型や頬粘膜ボックスなどと組み合わせて使用する．
顎模型の上下顎をネジで固定して開口量の調整ができるので，臨床のさまざまな状況を想定した実習を行える．

SRP実習用顎模型 [P15FE-DOT.2]（株式会社ニッシン）

左側は正常状態，右側は歯槽骨の水平吸収や歯肉退縮の病変状態を再現したモデル．

ペリオプローブ #2〔動画にて使用〕（株式会社YDM）

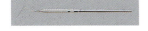

筆者が用いる歯周ポケットプローブ．先端には目盛りが付与されており，ポケットの深さを測定するほか，根面の探索や歯肉の炎症の程度を評価するなど用途が広い．

Epilogue

 Dr. ペリオ
いかがだったかしら？

インディアニャ
ブラッシングの効果と大切さがわかりました！

 ニャーカンサス
ブラッシング指導, もっと頑張ってみようかなーって感じ.

Dr. ペリオ
テクニックを伝える時は, 患者さんの心を開くコミュニケーションができるとさらによくてよ. そこを踏まえたモチベーションというのは…

 ニャースケ先生
ドクター, ソロソロ時間デス.

Dr. ペリオ
あら, では今回はこれまでにしましょう.

 Dr. ニャン
一度にたくさんのことをしないのが上達のコツだからね.

インディアニャ
Dr. ペリオ, 最後に聞きたいことがあります！

 Dr. ペリオ
何かしら？

インディアニャ
歯周病を治すには, 歯ブラシの毛先や脇腹を使ういろいろな方法の利点と欠点を理解して, 患者さんにあった磨き方を指導する必要があります. でも…テクニックを考えつかなかったら, どうすればいいですか？

 Dr. ペリオ
知識として学んだ方法を組み合わせて応用するスキルは, 臨床経験の積み重ねで培われていくわ. 知識と臨床はつながっていてよ.

ニャーカンサス
培われるってどういう意味？

 Dr. シャンク
長い時間をかけて, 力や性質を養い, 育てるということです.

スラッジ教授
僕らは, 治療の過程で変化する口腔内にあわせて, ブラッシング指導をしなくてはいけないね. そのスキルを伸ばすために, 自分の指導内容をまとめて, 振り返ってみてはどうかな？

 ニャーカンサス
自分が使ってるテクニックの成果を見直すのね！

インディアニャ
ハイジニャン, 具体的に何をしたらいいの？

ハイジニャン

じゃあ，次のポイントを参考にして，自分の指導を振り返ってみましょう．その取り組みがスキルアップにつながるのよ．

見直してみましょう！

◆患者さんへ指導するブラッシングテクニックを整理しましょう．歯ブラシの毛先や脇腹の使い方，歯ブラシ圧の加え方など，基本になるテクニックが明らかになるはずです．
　POINT
　　前歯や臼歯の磨き方の違い／歯ブラシのどの部分を主に使って磨いているか／歯ブラシの持ち方や動かし方／磨く時の患者さんの口の開き具合／口の広さ・頬粘膜の厚さ・舌の大きさなどに応じた歯ブラシの使い方／テクニックを練習する時の患者さんの姿勢　　など

◆患者さんの状態に応じてお伝えするブラッシングテクニックを認識しましょう．
　POINT
　　歯肉炎の場合／歯周炎の場合／歯肉の性状（色・形・かたさなど）の違いによる場合／歯肉が傷ついている場合などを分けて確認

◆ブラッシングの効果で改善している患者さんと回復が遅い患者さんの経過を比較して，テクニックの違いを検討しましょう．
　POINT
　　歯ブラシの選び方／歯ブラシのどこを使っているか／ブラッシング圧の加減／歯ブラシの動かし方／歯肉にどの程度歯ブラシを当てているか／ブラッシングの時間　　など

◆患者さんへの指導内容と効果を毎回記録しましょう．気になる部分については口腔内写真を撮影するとよいでしょう．
　POINT
　　毎回のブラッシング時間／1日のブラッシングの回数／歯ブラシと補助的清掃用具の種類や使い方／歯磨剤の使用頻度　　など

◆先輩たちの記録と自分の記録を比べてみましょう．自分が気がつかなかったテクニックが見えてくるはずです．

◆積み重なった記録は自分だけではなく，次の世代を支援する大切なテキストになります．志を同じくする人たちと一緒に勉強しましょう．

ニャーカンサス

みんなで勉強するのは楽しいわね，で，志（こころざし）って何？

Dr. ブレード

心に決めた目的，目標です．歯周病を治すことを目指す気持ちです．

Dr. ペリオ

ブラッシング指導は患者さんあってのもの．あたくし達がどんなにテクニックを持っていても，熱心になりすぎて押しつけの指導になるのは望ましくないわ．患者さんを自分の思い通りにしようと思ってはいけなくてよ．

ハイジニャン

患者さんが受け入れてこそ，ブラッシング指導の効果は高まるの．患者さんに寄り添っていたかをいつも確認しながらステップアップしていきましょう．それがよいブラッシング指導をする秘訣よ．

ニャーカンサス＆インディアニャ

はーい！

おわりに
壁を乗り越えるスキル

　本書は，拙書『ステップアップ歯科衛生士 根分岐部病変に挑戦！プラークコントロールとデブライドメント』のスキルの部で取り上げたブラッシングテクニックと，2011年にデンタルハイジーン誌上で連載した『DH　STEP UP講座　知りたい！長期症例とDHの視点』をもとにしてまとめました．今回は特に筆者が臨床経験で得た内容になっています．

　本書の執筆にあたり下記の皆様のご協力と応援，ご指導を承りました．

医療法人社団池田歯科クリニック　池田雅彦先生，患者さんとスタッフの皆様

北海道大学名誉教授　加藤 熙先生

日本歯科大学生命歯学部歯周病学講座教授　沼部幸博先生

倉治歯科医院　倉治 隆先生

北海道大学大学院歯学研究院 准教授　有馬太郎先生

北海道歯科産業株式会社代表取締役　山田哲哉様，織田雄太様

歯科衛生士　石山直美様

REIKO DENTAL CLINIC 真壁麗子先生

　新しいキャラクターのモデルになった，山田家のグールド（スコティッシュフォールド），石山家のみみ（スコティッシュフォールド），真壁家のサスケ（エキゾチックショートヘア）．

　また，本書で3冊目となった『ステップアップ歯科衛生士』シリーズを支えてくださるのは，青木出版工房 青木 勉様，イラストレーター ヨシザキアサコ様，デザイナー Solo 様，有限会社中野スタジオ 中野昭夫様，医歯薬出版株式会社の皆様です．この場をかりてお礼申しげます．

　ブラッシングは患者さんが100人いたら100通りの方法があり，指導も皆さんそれぞれの仕方があると思います．本書を読み終えて，「どうしてこの歯ブラシなの？」，「なぜ歯間ブラシを使わないの？」と不思議に感じる方もいらっしゃるはずです．筆者は，患者さんの生涯にわたるセルフケアに使う用具と方法は，できるだけシンプルにしたいという目標をもって，ブラッシング指導に取り組んでいます．第3部の症例は，その経験を皆さんと共有したいという思いから掲載しました．言葉が足りず，わかりにくい点もあるかと思いますが，筆者の工夫が伝われば嬉しく思います．また，お気づきの点・ご質問等ありましたらメッセージをお寄せください．

本書の第1部の知識と第2部の技術は，ブラッシング指導の基礎になります．それぞれを臨床につなげて，第3部のように自分のスキルにしてください．そして，壁を乗り越えた時の達成感を，次へのモチベーションにつなげていただければ幸いです．

　本書の刊行にあたり闘病中の両親，妹，愛猫ディルとテトラに心から感謝します．

―歯科衛生士28年目の年に―

池田歯科クリニック歯科衛生士　佐藤昌美

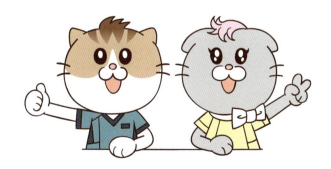

【著者略歴】

佐　藤　昌　美
（さ　とう　まさ　み）

　1991年　北海道医療大学歯学部附属歯科衛生士専門学校卒業

［職歴］

1991〜2018年　池田歯科クリニック勤務
2007〜2012年　中国ハルピン医科大学第4病院口腔医療センター
　　　　　　　臨床客員教師

［学歴］

1991年　北海道医療大学歯学部附属歯科衛生士専門学校卒業
2009年　武蔵野大学通信教育部人間科学部人間科学科卒業
2011年　武蔵野大学大学院通信教育部人間学研究科人間学専攻修士課程修了
　　　　（2011年3月人間学修士号取得）

［受賞歴］

2008年　第51回春季日本歯周病学会学術大会にてベストハイジニスト賞受賞
2010年　第96回アメリカ歯周病学会共催日本歯周病学会2010年大会
　　　　JSPポスター歯科衛生士部門にて優秀賞受賞
2012年　第98回アメリカ歯周病学会共催日本歯周病学会2012年大会
　　　　JSPポスター歯科衛生士部門にて優秀賞受賞
2016年　第102回アメリカ歯周病学会共催日本歯周病学会・日本臨床歯周病学会
　　　　2016年大会JSPポスター/JASPポスター Dental Hygiene部門にて優秀賞受賞

［所属団体］

日本歯周病学会，日本臨床歯周病学会

［取得資格］

日本歯周病学会認定歯科衛生士
日本臨床歯周病学会認定歯科衛生士
日本心理学会認定心理士

池田歯科クリニック
〒060-0001
札幌市中央区北1条西3　札幌中央ビル9階
011-241-4180

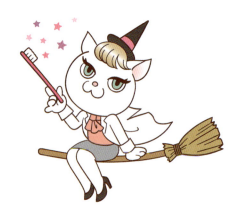

ステップアップ歯科衛生士
歯周病に挑戦！
ザ・ブラッシング　　　　　　　　　ISBN978-4-263-42253-3

2018年6月10日　第1版第1刷発行

著　者　佐　藤　昌　美
発行者　白　石　泰　夫
発行所　医歯薬出版株式会社

〒113-8612　東京都文京区本駒込1-7-10
TEL.（03）5395-7638（編集）・7630（販売）
FAX.（03）5395-7639（編集）・7633（販売）
https://www.ishiyaku.co.jp/
郵便振替番号　00190-5-13816

乱丁，落丁の際はお取り替えいたします　　印刷・木元省美堂／製本・皆川製本所
Ⓒ Ishiyaku Publishers, Inc., 2018. Printed in Japan

本書の複製権・翻訳権・翻案権・上映権・譲渡権・貸与権・公衆送信権（送信可能化権を含む）・口述権は，医歯薬出版㈱が保有します．
本書を無断で複製する行為（コピー，スキャン，デジタルデータ化など）は，「私的使用のための複製」などの著作権法上の限られた例外を除き禁じられています．また私的使用に該当する場合であっても，請負業者等の第三者に依頼し上記の行為を行うことは違法となります．

JCOPY＜㈳出版者著作権管理機構　委託出版物＞
本書をコピーやスキャン等により複製される場合は，そのつど事前に㈳出版者著作権管理機構（電話 03-3513-6969，FAX 03-3513-6979，e-mail：info@jcopy.or.jp）の許諾を得てください．